FlowChart
플로차트
어린이 한약

깜작할 사이 맛있게 한약을 복용하게 하는 법

사카자키 히로미 | 니미 마사노리 지음
장규태 옮김

청홍

추천의 글

경희대학교 한의과대학 장규태 교수께서 대한한방소아과학회 회장을 역임하면서 일본소아동양의학회와 교류하는 계기로 니미 마사노리 선생의 한약 치료의 어린이 특별편이며 소아과 전문의 사카자키 히로미 선생과 공저한 《플로차트 어린이 한약》을 번역하여 소아와 청소년를 진료하는 전문가나 육아를 하는 부모들에게도 참고가 되도록 한 것을 매우 기쁘고 뜻깊게 생각합니다.

지금은 작고하신 히로세 시게유키 선생의 지도를 받아 한방의 길로 들어선 소아과 전문의 사카자키 히로미 선생의 좋은 궁리가 가득 찬 아이디어가 이 책에 많이 들어 있습니다.

어린이에게 한약을 처방할 때 한약 맛은 언제나 어린이들의 협조를 구하기 어려운 부분이었습니다. 이러한 면을 극복하기 위해 복약 지도의 여러 가지 아이디어를 개발하고 이를 대대적으로 공개하여 어린이의 한약 복약 비율도 증가하고 한방에 대한 고객도 증가하는 현상이 나타났다고 합니다. 그런 문제를 슬기롭게 극복하는 지혜가 담겨 있는 책이면서도 우리나라 소아 진료에서도 소아를 진정으로 존중하고 사랑한다면 이 책의 실천적 사례를 참고로 해야 한다고 봅니다.

일본에서 《플로차트 한약 치료》가 출판되었을 때 "병명에 의한 한약 투여는 한방의 본래 모습에서 벗어난 것으로 한방의 본질을 왜곡하고 한방을 모독하는 것이다"라는 의견들이 공공연했다고 합니다. 일본은 한방이 현대 서양의학의 일부로써 보급되고 있기 때문이고 보험이 적용되기 때문에 무엇보다 현대 서양의학만으로는 치료가 곤란한 환자에게 도움을 주기 위해서는 이런 방법이 사실 필수적이었을 겁니다.

우리나라는 의료제도가 이원화되어 소아 환자가 우수한 한약의 치료를 접할 기회가 적어진 현실을 볼 때 일본의 이러한 진료의 실천은 우리에게 귀감이 될 것이며《플로차트 어린이 한약》에는 감염증으로 감기, 콧물, 코막힘, 기침, 편도염, 독감, 천식, 아토피를 비롯한 피부질환, 비염, 축농증, 코피, 변비, 설사, 복통, 틱, 발달장애, 멀미, 야뇨증, 성장통, 사춘기 질환 그리고 허약아 등 소아에게서 볼 수 있는 주요 질환의 한방 치료가 최신의학 소견으로 잘 정리가 되어 있어서 참고할 가치가 크고 소아와 청소년의 진료에 새로운 긍정적 전진을 하는데 도움이 될 것으로 생각합니다.

바쁘신 가운데 번역서를 내어 주신 장규태 교수께 고마운 마음을 전합니다. 아울러서 한국과 일본의 학술적 교류가 더 활발히 진행되기를 기원합니다.

한국한의학연구원장

이진용

추천의 글

경희대학교 한방병원에서 한방소아과는 엄청난 역량을 보이고 있습니다. 비록 출산율의 감소로 인해 소아와 청소년의 인구가 감소하고 있지만, 최근 한방병원 안에서 한방소아과의 인기는 다른 어떤 과보다 높으며 이런 현실을 볼 때 어린이의 한방 치료에 대한 요구가 매우 크다는 것을 실적으로 확인할 수 있습니다.

강동경희대학교 한방소아과장이시고 대한한방소아과학회장이신 장규태 교수께서 바쁘신 와중에도 일본의 서적인 《플로차트 어린이 한약》을 번역하여 출간하게 된 것을 매우 기쁘게 생각합니다.

비록 한방소아과 전공은 아니지만, 한방소아과의 진료 현장에 대해 그간 관심을 가지고 지켜본 내용을 토대로 이 책에 대한 평을 해보자면, 의료 제도와 환경이 다른 일본의 한방소아과의 실제 상황을 반영한 내용이지만 한국의 진료 현실과 매우 흡사하다는 느낌을 받았고 이 내용을 참고하고 확대할 수 있도록 서로 간의 더 활발한 교류가 이루어진다면 한방소아과의 발전을 이루며 나아가 한방소아과학 분야의 한일교류에 새로운 장으로서는 자리매김할 수 있을 것으로 기대됩니다.

특히 본문 중에 관심이 가는 부분은 소아과 전문의가 타과의 전문의에게 당부하는 한방소아과 진료에 대한 내용을 접했을 때 한방내과 전문의로서 막연하게 생각했던 내용이 정리되고 더 효율적이고 실용적인 소아와 청소년에 대한 접근에 대해 한층 성숙하는 계기가 되었고 역시 소아과 선생들은 매우 섬세하고 다정스러워서 어린이 환자뿐만 아니라 보호자를 내편으로 만들어야 한다는 내용을 자연스럽게 서술한 내용이 매우 신선해 보였습니다.

끝으로 이 번역본이 한국과 일본의 다른 위치의 한방소아과를 연결하는 계기가 되어 앞으로 국제적으로 더 많은 교류가 이루어지고 한의사의 한사람으로 한방소아과의 지속적인 발전에 도움이 되며 한방병원장으로서 한방소아과가 환자와 보호자에게 지금보다 더 친근하게 다가가는 기회가 되기를 기원합니다.

다시 한번 좋은 책을 번역하느라 수고하신 한방소아과 장규태 교수의 노고에 감사드립니다.

경희대학교 한방병원장

정희재

추천의 글

이 책은 니미 마사노리 선생의《플로차트 한약 치료》어린이 특별편으로써 소아과 전문의 사카자키 히로미 선생과 공저가 실현된 것입니다. 소아과 전문의인 사카자카 선생만이 가능한 즐거운 아이디어와 좋은 생각으로 가득차 있습니다.

책의 앞부분 쿠킹 레시피는 실제로 만들어 복용하면 놀랄만한 맛입니다. 그 외에 어떤 한약에 어떤 재료가 어울릴지가 여러 가지로 연구되고 있어 읽어도 즐거운 소아과의 분위기가 전해집니다.

어린이에게 처방할 때, 최대의 장벽이 되는 것이 한약의 맛입니다. 니미 선생이 말한 바와 같이 "한약은 조금 맛이 없지만, '낫기 위해서니까 먹어봐요!'라고 말하면, 대부분의 어린이는 먹게 됩니다. 정말 곤란하면 먹기 힘든 한약이라도 먹으려는 생각이 들어요"라는 것이 옛날부터 한방전문의의 사고방식이었습니다. 그래서 어린이에게 효과적인 한약을 먹이는 방법을 언급한 책은 거의 없다고 해도 과언이 아닙니다. 저도 이런 질문에 대해 그렇게 대답해 왔습니다.

그러나 현재는 한약이 보급되어 널리 처방하게 되었습니다. 소아과를 전문으로 하는 선생이 복용하기 힘든 한약을 처방하면 병원의 체면이나 평판에 관계된 시대라서 쉽게 복용하는 방법에 대한 연구가 필요해졌습니다.

사카자키 히로미 선생은 고(故) 히로세 시게유키 선생의 지도를 받아 한방의 길로 들어섰습니다. 히로세 시게유키 선생은 한방의 명문 교토, 호소노진료소 출신의 저명한 한방전문의였습니다. 여러 가지 치료의 묘책을 창안하였는데, 저도 의뢰를 받아 선생의 모임에서 강연한 적이 있습니다. 이 히로세 선생이 "어쨌든 처방하는 것이 중요해요. 선생이 처방하면 효과가 있을 거예요"라는 말을 들은 사카자키 선생은 한방처방 건수가 많아졌습니다. 실제로, 그 분야의 전문의가 처방하면 한방이 살아나고, 보다 정확한 효과를 기대할 수 있습니다. 그리고 사카자키 선생은 "쓰고 먹기 힘든 한약을 어린이들이 어떻게 해서든 먹었으면 좋겠다"라는 생각에서 오늘까지 복약 지도의 여러 가지 아이디어를 개발했고, 그것이 이번에 대공개 되었습니다. 선생은 "어린이에게 복약 지도를 열심히 했더니 복약률도 올라 한방에 대한 팬이 증가하고, 더욱더 한약을 좋아하게 되었습니다"라고 말합니다. 그렇습니다. 한약을 알고 나서 진료의 폭이 넓어지고, 매일의 진료가 매우 즐겁다고 말하고 있습니다. 너무 멋집니다.

니미 선생에게서는 한방전문의의 입장에서 어린이에게 처방하는 비결이 전수되고 있습니다. 한방전문의를 찾아오시는 환자와 소아과에 오시는 환자들은 조금 상황이 달라서 대응도 다른 점이 흥미롭습니다.

이 책은 니미 선생의 시리즈로 임상에 도움이 되는 훌륭한 책입니다. 꼭 많은 선생들이 읽어주시면 감사하겠습니다.

사단법인 일본동양의학회 전 회장, 명예회원

마츠다 쿠니오

시작하며

2011년 4월에 《플로차트 한약 치료》가 등장한 이후로 많은 분이 읽어주셨습니다. 그리고 부담없이 한방을 사용할 수 있게 되어, 실제로 환자에게 처방해 보고, 한방의 유효성을 깨닫고, 이제는 일상 임상에서 필수적인 도구가 되었다는 이야기를 많이 듣습니다. 이 책은 《플로차트 한약 치료》 어린이 특별편입니다. 한방을 좋아하는 소아과 의사 사카자키 선생과 저의 실재 체험이 응축되어 있습니다. 그리고 어린이에게 한약을 어떻게 맛있게 복용하게 하는지에 대한 힌트가 가득 실려 있습니다.

《플로차트 한약 치료》가 등장했을 때에는 '병명 투여는 한방의 본래 모습에서 벗어나 본질을 잃고, 또 한방을 모독하는 것이다'라는 의견을 공공연히, 또는 뒷담화로 들었습니다. 어떻게 보면 그런 의견이 나오는 것은 당연한 일이지만, 한방이 현대 서양의학의 일부로써 보급되기 때문이고 보험이 적용되기 때문에, 그리고 무엇보다 현대 서양의학만으로는 곤란한 환자에게 도움이 되기 위해서는 이 입지가 사실 필수적이라고 생각합니다.

한약은 생약의 더하기 지혜라고 생각합니다. 현재 보험 적용되고 있는 생약만 241종류가 있고, 보험이 적용되지 않는 생약도 다수 존재합니다. 그리고 그것들을 더해가면 무한한 처방이 생깁니다. 그중에서 적절한 처방을 골라내거나, 또 생약에서 자기 나름의 이론으로 한약을 창출하기 위해서는 특별한 지식이 필요합니다. 그러나 보험 적용 엑기스는 148가지밖에 되지 않습니다. 그리고 한방처방의 기본은 1제입니다.

역사적으로 궁합이 좋은 한약을 병용하는 일은 있지만, 다제를 사용하는 일은 극히 드물고 복용하는 방법도 기본적으로 식전이 권장됩니다. 결국 최대 148종의 엑기스제 중에서 환자에게 적합한 것을 골라내시면 됩니다. 병명과 증상부터 효과가 있는 한약처방을 빈도순으로 나열하는 것은 누구나 머릿속에서 자연스럽게 하는 일입니다. 그냥 책으로 만든 것이 획기적이라고 불리는 《플로차트 한약 치료》였습니다. 그 후, 비슷한 병명 투여에 의한 책이 많이 출판되고 있습니다.

《플로차트 한약 치료》에서는 복진도 맥진도 불필요하고 고전도 처음에는 읽지 않아도 된다는 입장입니다. 물론 과거의 역사에 근거한 경험 지식은 유익한 정보를 많이 줍니다. 하지만 '그것들이 없더라도 눈앞에 있는 현대의학만으로는 곤란한 환자에게 한방을 처방해도 상관없습니다'라는 입장이 중요합니다.

먼저 처방해 봅시다. 그리고 그 경험을 바탕으로 더 많은 공부를 시작하면 됩니다.

저에게 한방을 가르쳐 주시는 마츠다 쿠니오 선생의 스승은 오츠카 케이세츠 선생입니다. 그 오츠카 케이세츠 선생도 위궤양이나 십이지장궤양 그리고 만성 위염에는 그 병명들로부터 환자에게 시호계지탕+회향·현호색을 처방했다고 합니다. 시호제에는 여러 종류가 있는데, 체격에 따라 구분해서 사용하는 것이 한방적 대응입니다만 그것을 고려하지 않고 시호계지탕+회향·현호색을 처방했습니다. 어떻게 보면 《플로차트 한약 치료》를 오츠카 선생도 실시하고 있던 것처럼 보입니다.

부디, 이 《플로차트 한약 치료》 어린이 특별편을 입문서로 많은 수의 어린이에게 보험 적용 한약재를 처방해 주십시오. 한방치료의 향상에 무엇보다 중요한 것은 자신의 경험입니다. 누구보다도 소중한 스승은 환자입니다. 호전된 환자, 반대로 호전이 어려운 환자의 경험이 한약의 치료율을 높여가는 것입니다. 이 책은 이러한 상황의 입문서로 이해해 주시기 바랍니다.

보험 적용 한방 엑기스(extract)로 호전되지 않을 때는 가감이 되는 탕약에 도전해 보지 않겠습니까? 그것들을 잘 다루려면 더욱 공부가 필요합니다. 보험 적용 한방 엑기스는 비유하면 고급 인스턴트 커피지만, 그 레퍼토리는 148종밖에 없는 것입니다. 이 중에서 환자에 맞다고 생각하는 법을 선택하기 위한 지혜의 하나가 《플로차트 한약 치료》입니다.

탕약을 만들어 내는 것은 여러 가지 커피 콩을 혼합하고 만들어 내는 자가 조제 드립 커피를 닮았습니다. 그래서 여기에는 커피콩의 감정, 조합의 묘미, 과거의 경험 등이 모두 필요합니다. 그래서 각각의 환자에게 최선의 한약을 만듭니다. 이는 148종류로부터 최적인 것을 고르는 것과는 전혀 다른 즐거움이 있습니다. 한방에 점점 흥미를 품은 선생은 그런 드립 커피의 경지에도 도전해 주십시오. 그러기 위해서는 우선은 고급 인스턴트 커피라는 실천이 기초적 지식으로써 필수적인 것입니다.

니미 마사노리

차 례

I장　맛있는 한방 간단 레시피

II장　어린이를 잘 진단하기 위해

Ⅲ장 플로차트 어린이 한약

⊙기타

IV장 소아과를 전문으로 하지 않는 의사들을 위해

V장 부록

▌이 책의 사용법

부담없이 어디서나 읽어주십시오. 순서의 제약 따위는 없습니다. 서양의학적 치료에 막혀 뭔가 곤란할 때 한약이 유효한 경우가 많습니다. 어린이는 기본적으로는 건강하기 때문에 어른과 달리 별로 생각하지 않고 처방할 수 있습니다. 한약이라고 하면 금방 증이라는 어려운 용어가 나오고, 그것만으로 싫어지는 선생들도 많고, 저도 실제로 그랬습니다. 그러니 이 책은 가급적 한방용어는 사용하지 않습니다. 증상이나 병명으로부터 부담없이 한약을 처방해 보시기 바랍니다. 만약 유효성을 실감한다면 반드시 왜 효과가 있었는지 알고 싶어집니다. 이 책이 한방의 매력에 빠지는 계기가 되었으면 좋겠습니다.

I 장

맛있는 한방
간단 레시피

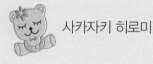 사카자키 히로미

전자레인지로 3분!
간단 바삭바삭 한방 쿠키

재료

- 한약 12포
- 시판되는 쿠키믹스 1봉지(200g)
- 전자레인지로 가열하는 조리법·쿠키일매직
- 버터 40g
- 계란 1개

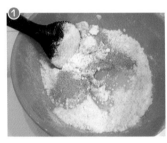

재료를 섞는다

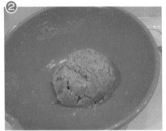

2분간 섞으면 이런 느낌

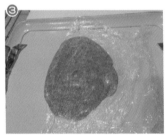

반죽을 랩으로 씌운다

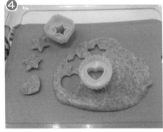

형틀을 사용한다(환으로 만들어도 가능)

쿠키를 한 장에 펴서
전용 뚜껑을 덮는다 ⑤

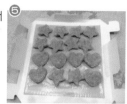

⑥

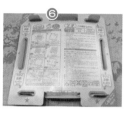

전자레인지로 3분(500W)

⑦

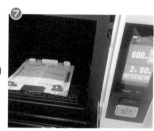

완성! 4개가 1포

⑧

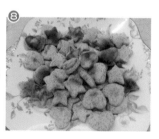

쿠키로 추천하는 한약

柴胡桂枝湯(시호계지탕) 補中益気湯(보중익기탕) 抑肝散(억간산)
甘麦人棗湯(감맥대조탕) 小建中湯(소.건중탕)

★전자레인지로 가열하는 조리법인 쿠키일매직(KUREHA)은 전자레인지만으로
매우 간단하게 쿠기를 만들 수 있습니다. (오븐의 경우는 170℃에서 15분)

폭신폭신 쫄깃쫄깃한
한방 팬케이크

재료
• 한약 6포
• 시판되는 펀치 믹스 1봉지 (150g)
• 물 180mL

딱 이것만

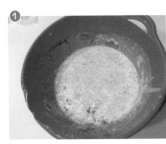

잘 섞는다

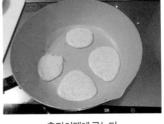

후라이팬에 굽는다

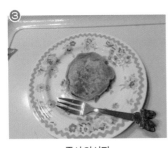

즉시 완성됨

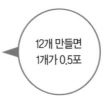

12개 만들면
1개가 0.5포

팬케이크로 추천하는 한약
柴胡桂枝湯(시호계지탕) 甘麦大棗湯(감맥대조탕)
小建中湯(소건중탕)

★핫케익믹스보다 팬케이크믹스를 사용하면, 보다 쫀득쫀득한 식감이 납니다.

인기가 많은 반찬으로도!
한방 햄버거

재료

- 한약 6포
- 기계로 간 고기 300g
- 양파, 계란, 빵가루, 소금, 후추

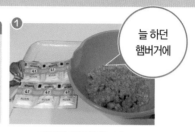

늘 하던
햄버거에

가정의 햄버거 재료 앗

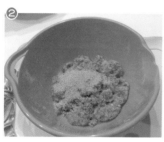

한약을 넣고 잘 섞는다

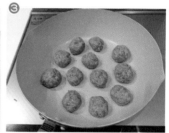

12등분으로 나누어 단단히 굽는다

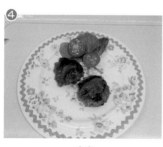

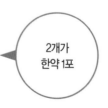

2개가
한약 1포

완성!

햄비기로 추천하는 한약

柴胡桂枝湯(시호계지탕) 補中益気湯(보중익기탕) 抑肝散(억간산)

★기계로 간 고기 50g당 한약 1포

맛있는 한약을 위한 방법

초코크림 한방샌드

재료 시판 초코 크림

복용법 숟가락 위에 초코 크림으로 한약을 사이에 두고 그대로 쏙 먹입니다.

추루린코(넝쿨링코)

재료 한약 1포
추루린코(넝쿨링코) 1봉지
코코아, 칼피스

복용법 한약을 좋아하는 음료로 섞어서 복용하게 합니다.

단시럽

재료 한약 1포
단시럽 10~15mL
뜨거운 물 100mL

복용법 한약을 뜨거운 물에 녹여 단시럽으로 단맛을 조절합니다.
냉장고에 식히면 더 맛있어집니다.
1일분 만들어 놓기가 가능합니다.
칼피스를 소량 추가하면 인기가 많은 엄마의 맛이 됩니다.

단시럽 경단

재료 한약 0.5포
단시럽 약간

복용법 한약을 단시럽에 반죽하여 환으로 만들어 먹어요.

小靑龍湯(소청룡탕) 경단

재료 소청룡탕 1포
초콜릿
물 조금

복용법 한약에 물을 약간 첨가하여 경단 모양으로 만들어 두었다가 중탕에 녹인 초콜릿을 뿌리면 초코 경단이 완성됩니다.
엑스제 가루를 봉투 위에서 단단한 것으로 문질러 가루내면 가는 입자가 가늘어지고 매끄러운 마무리가 됩니다.

五苓散(오령산) 얼음

재료 오령산 1포
단시럽 1스푼
뜨거운 물 100mL

복용법 오령산 1포를 뜨거운 물 100mL에 녹이고, 단시럽 한 스푼을 그릇에 더 넣어 맛을 냅니다. 냉동해서 2~3시간이면 완성됩니다.

오령산(五苓散) 좌약을 만드는 법

준비

- 오령산 엑기스 2.5g 제제 24포(60g)
- 좌약의 부형제(기제)가 되는 호스코 H-15 60g
- 중탕에는 포트나 전기 주전자의 뜨거운 물이 있으면 편리합니다.

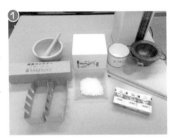

잘게 으깬다

- 되도록 균등하게 분산시키기 위해 잘게 으깬다.

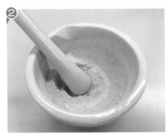

중탕으로 호스코 H-15 녹이기 (또는 전자레인지 500W 1분)

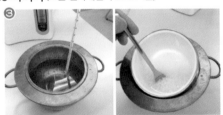

녹은 호스코에 으깬 한약 투입

- 응고되지 않도록 조금씩 추가하십시오.

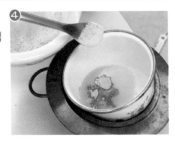

좌약 컨테이너에 상기 혼합물을 부어 넣는다

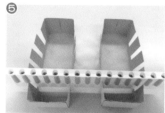

- 컨테이너 스탠드를 빈 상자로 자체 제작합니다.
- 비커로 옮길 때 온도가 저하되면 비커 안에서 딱딱해지기 때문에 여러 번 나누어 컨테이너에 흘려 넣습니다.
- 중탕 온도도 서서히 저하되므로 수시로 포트의 뜨거운 물을 가해 응고를 방지합니다.
- 중탕 중의 호스코에 뜨거운 물이 섞이면 완성된 좌제가 약해질 수 있으므로 조심합니다.

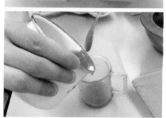

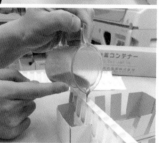

실온에서 자연 냉각하다

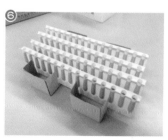

- 균열이 가기 때문에 냉장고에서의 냉각은 불가합니다.
- 표면이 굳어지면 세트로 뚜껑을 덮습니다.
- 냉장고 보관으로 3개월 이내에 시용합니다.

Ⅱ 장
어린이를
잘 진단하기 위해

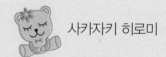 사카자키 히로미

어린이 처방의 기본

❶ 어린이 한약의 양은 어느 정도인가요?

성인 1일량 7.5g에서는 0.15∼0.2g/kg/일

성인을 1로 하면, 7세는 2분의 1, 3세는 3분의 1, 1세는 4분의 1정도입니다.

그러나 소아에 대한 투여량은 엄밀하지 않고, 실은 대략적입니다. 1세에서 7세까지는 1포를 반으로 나누어서 처방하기도 합니다. 또한 처음부터 양이 많으면 싫어할 수도 있기 때문에 어머니께는 "처음부터 전량 먹지 않아도 효과가 있을 수 있으니 조금씩부터 복용하세요"라고 말씀드립니다.

❷ 얼마나, 언제까지 복용해야 하나요?

급성질환의 경우는 증상이 있을 때만 복용하도록 하고, 경쾌하면 그걸로 중지합니다. 만성질환의 경우는 우선 2주간 복용하도록 합니다. 그래서 뭔가 조금이라도 좋은 일이 있으면 계속합니다. 나머지는 아이나 엄마와 충분히 상의해서 언제까지 계속할지 결정하면 좋지 않을까 생각합니다. 본인이 복용하고 싶다면 계속 복용이 필요하고, 본인이 복용하지 않게 되었을 때가 그만두어야 할 때라고 설명하고 있습니다.

❸ 언제 복용하나요?

일반적으로 한약의 복용 시간은 식전이라고 합니다만, 식후든 언제든 상관없습니다.

기본적으로는 하루 2~3회이지만 급성 열성질환의 경우 2~3시간마다 복용하는 경우도 있고, 우선 하루 양을 하루에 걸쳐 천천히 복용해도 되고. 증상이 있을 때만 한 번에 복용하는 경우도 있습니다.

처음에는 용량이나 복용법, 복용 시간 등도 아이가 가장 복용하기 쉽도록 배려해 주는 것이 중요합니다.

④ 부작용 정보

일반적으로 소아에서는 한약의 부작용이 적지만 마황이나 감초 등이 함유된 엑기스제의 과다 투여나 중복 투여에 주의가 필요합니다. 현시점에서 성인 영역에서 잘 알려진 소시호탕에 의한 간질성 폐렴은 소아에서는 보고가 없습니다. 소아에서 가장 흔한 부작용 보고는 시령탕에 의한 방광염이라고 합니다. 또한 유당은 대부분의 엑기스(추출물)에 포함되므로 유당에도 반응하는 경우나 유당불내증에는 주의가 필요합니다(동양약행 한약재만이, 부형제가 옥수수전분으로 유당을 포함하지 않습니다).

⑤ 알레르기에 대해

한약을 복용하여 알레르기를 일으키는 경우는 드물고, 소아에서는 정리된 보고는 없습니다. 의사가 알고 있는 편이 좋다고 생각되는 한약과 처방에 대해서는 이 책의 권말에 첨부하였으니 참조해 수십시오.

한약을 먹을 수 있는 팁

어린이의 한방 치료는 한약을 먹을 수 있느냐에 달려 있습니다. 아무리 좋은 약이라도 먹지 못하면 방법이 없습니다. 간혹 한약을 그냥 먹을 수 있거나 서양약의 맛을 싫어하지만, 한약이라면 먹는 깜짝 놀랄만한 어린이도 있습니다.

그러나 일반적으로 한약은 맛이 써서 어린이들이 먹기 어렵다는 의견이 대다수입니다. 확실히 처음에 그대로는 좀처럼 복용하기 어렵지만, 의사 선생님의 노력과 복약지도로 복용할 수 있는 어린이도 많습니다.

그럼 어떻게 하면 한약을 복용할 수 있을까요?

한약 복약에 영향을 주는 인자는 ①맛 ②의욕 ③복약지도자 ④나이 등 네 가지가 있습니다.

❶ 한약의 맛

한약은 쓰다. 독특한 냄새가 있다. 과립이 크다, 양이 많다, 4 중고로 이를 어떻게 극복하느냐가 중요합니다.

다만 이 맛과 냄새를 좋아하는 어린이도 있습니다. 또한 같은 한약이라도 종류에 따라, 맛이 달라 먹기 쉬운 것부터 먹기 힘든 것까지 다양합니다. 각각 어떤 맛이 나는지 알아두는 것도 필요하므로 꼭 복용해 보십시오.

❷ 어린이 본인과 보호자의 의욕

한약을 희망하여 내원하는 경우 보호자의 열의가 있기 때문에 대개 복용할 수 있습니다. 그러나 그렇지 않은 경우, 한약이라고 하면, "그런 것이 효과가 있어?" "우리 아이 절대 마실 수 없어요"라고 선입견이 강한 분이 있습니다. 그런 경우 반드시, 왜 복용할 필요가 있는지, 어떤 식으로 효과가 있는지 등을 자세히 설명하고 이해를 구하는 것이 매우 중요합니다. 그리고 꼭 복용하는 방법에 대해서도 이야기하고, 또 경우에 따라서는 실제로 시험 삼아 복용하게 합니다.

❸ 복약지도자의 열의와 노력

3세 이상의 어린이에게는 "틀림없이 먹을 수 있어요. ○○는 똑똑하니까 꼭 먹을 수 있어요. 이것을 먹으면 슈퍼맨이 될 수 있어요"라고 이야기합니다. 다음에 내원했을 때 복용할 수 있었다면, 병원 직원 모두는 "대단해 먹을 수 있었네. ○○짱, 훌륭해"라고 칭찬해 줍니다.

그리고 반드시 "엄마가 열심히 마시게 해줘서 복용할 수 있었던 겁니다"라고 학부모님도 칭찬해 줍니다.

❹ 나이에 따라서도 미각이 다르다

일반적으로 신생아기부터 미각이 있다고 합니다만, 생후 6개월 정도까지는 특별히 아무 생각 없이 복용합니다. 게다가 억지로 복용하게 해도 별로 기억이 나지 않습니다. 일반적으로는 1세 미만이 비교적 복용하기 쉽고 이 시기부터 한약에 익숙해지면, 그 후 복용이 쉬워집니다.

빈대로 한약 맛에 익숙해시면 너부 단 양약을 싫어하는 어린이들 있습니다.

가장 고생하는 것은 자아가 깨어나는 유아기로, 이 시기에 복용을 위해서 여러 가지 방법이 필요합니다.

학동기가 되면 복약의 필요성을 이해시키면 복용하는 경우가 많고, 또 알약을 복용할 수 있는 어린이도 늘어납니다(표-1).

표-1 연령별로 본 소아의 복약 태도

유아기(0-1세)	비교적 마시기 쉽다
유아기(2-5세)	약에 민감하여 종종 복약을 거부한다
학동기(6세 이후)	복약의 필요성을 이해하면 비교적 먹이기 쉽다

히로세 시게유키 : 소아과 영역과 한의학(TSUMURA Medical Today)에서

 엄마도 한방

가사나 육아에 쉬는 날은 없습니다. 직장에 다니시는 분들도 많고, 여러 스트레스로 자녀를 진찰할 때 자신의 몸 상태가 좋지 않은 것을 자주 상담을 받습니다. 어머니가 기운이 없으면 어린이도 건강해지지 않습니다. 그럴 때는 한약이 도움됩니다. 엄마의 말을 들으면 어린이가 둘러싼 환경도 이해할 수 있고 치료에도 도움이 됩니다. 또한 임신 중이거나 수유 중인 경우 한약을 희망하여 내원하시는 분들도 있습니다. 한약은 어머니와의 최고의 커뮤니케이션입니다.

달콤한 한약, 쓴 한약

첫 번째 한약이 매우 중요합니다.

한약을 처음 먹는 어린이에게 쓴 것부터 처방해 버리면, 한약 자체를 싫어하게 되고 보호자도 이 어린이에게 한약은 무리라고 생각해 버립니다.

비교적 먹기 좋은 소건중탕, 감맥대조탕 등을 처방하고, 이때 복용하는 방법도 확실히 설명해서 한약에 익숙해지도록 합니다 (표-2).

표-2 복용하기 쉬운 한약과 어려운 한약

비교적 복용하기 쉬운 한약	소건중탕 황기건중탕 감맥대조탕 맥문동탕 길경탕 작약감초탕
복용하기 어려운 한약	반하사심탕 소청룡탕 소풍산 당귀사역가오수유생강탕 신이청폐탕 청폐탕 배농산급탕
매우 복용하기 어려운 한약	황련해독탕 형개연교탕 온청음 시호청간탕

한약을 잘 복용하게 하는 방법

❶ 페이스트 모양(유아에게 추천)

한약에 극소량의 물 미지근한 물을 넣어 페이스트 모양으로 해서 손가락에 얹습니다. 볼 안쪽에 바르고 맛보기 전에 바로 모유, 우유, 물 등을 먹입니다.

❷ 그대로 마신다

- 가루를 입안에 넣고 나서, 물과 함께 마십니다. 이때 물도 좋지만 좋아하는 주스로 만들면 쓴 뒷맛이 잘 퍼지지 않습니다.
- 물을 입안에 머금은 다음 가루를 삼킵니다. 한약의 맛이 퍼지기 어렵지만, 이 방법이 가능한 것은 초등학생 이상의 어린이입니다. 하지만 5세 정도에도, 이런 복용법을 사용할 수 있는 어린이도 있습니다. 덧붙여서 물 없이 한약을 아삭아삭 씹어 먹는 강한 어린이도 있습니다.

❸ 물에 녹인다(한약 본래의 먹는 방법)

20~30mL의 뜨거운 물에 담가 저으면서, 5~10분 두면 대개 녹습니다. 그 다음 물이나 뜨거운 물을 넣고 적당량을 덜어 구수함을 맛보면서 복용합니다. 한약은 향기에 의한 효과도 있다고 합니다.

❹ 변형된 제형(알약)

한약에는 알약도 있습니다. 성인에서는 1회량이 6정(하루량 18정) 하지만, 7세 정도면 3알이 되어 복용하기 쉬워집니다. 또 다섯 살 정도라도 아무렇지 않게 알약을 먹을 수 있는 어린이들도 있습니다. 다만 알약이 조금 크기 때문에 이것도 실제로 외래에서 복용할 수 있는지 시험해 본 후 처방하는 것이 좋습니다.

표-3 제조사별 알약(1일량)

크라시에약품공업주식회사

가미귀비탕　방풍통성산	27정
갈근탕　갈근탕가천궁신이　십이패독탕　팔물지황환료 대시호탕　소시호탕　시호계지탕　시호가용골모려탕 반하사심탕　황련해독탕　오령산료　계지가령출부탕 소청룡탕　방기황기탕　계지복령환료　의이인탕 계지가작약탕　도핵승기탕　사물탕	18정
반하후박탕　백호가인삼탕	12정

오스기제약주식회사

육미지황환료　대시호탕　소시호탕　소청룡탕 당귀작약산료　사군자탕	18정
갈근탕　황련해독탕	15정
반하후박탕	12정
오호탕　안중산료	9정
대황감초탕	6정

코타로한방제약주식회사

의이인(율무) 추출물 정제	18정
안중산　황련해독탕　마황부자세신탕　인진호탕	6cap
삼황사심탕	3cap

강화약통유한회사(준코우)

보중익기탕	18정

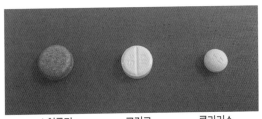

소청룡탕　　코카르　　　　클라리스
　　　　　(아세스아미노펜)　(클라리스로마이신)

그림-1 서양약 알약과의 크기 비교

⑤ 맛 조절

다른 음료와 혼합하여 한약 특유의 맛을 차단합니다.

한약과 혼합하는 식재료

❶ 메이플시럽, 꿀, 연유

점성이 있고, 매우 달아서 한약의 맛을 차단할 수 있습니다. 꿀은 한 살 이상이어야 가능이지만 기침에는 꿀이 효과가 좋아서, "오호탕이나 맥문동탕과 섞어서 복용해 보세요"라고 이야기하고 있습니다.

❷ 마루츠 엑기스

유아의 변비약입니다. 주성분은 맥아당이고 흑당맛입니다. 돌쟁이도 한 번에 1포 정도 복용할 수 있습니다. 설사를 하지 않는다면 약간의 향미로 지속해서 활용할 수 있습니다. 변비라는 병명이 필요하지만, 처방전으로 처방할 수 있는 것도 편리합니다. 맥아당은 건중탕류에 포함된 교이(엿당)와 같은 성분이기 때문에 소건중탕과 매우 궁합이 좋지만, 너무 달아서 싫어하는 어린이도 있습니다.

❸ 아이스크림(바닐라 초코 쿠키크림)

아이스크림은 차가움과 달콤함으로 한약의 쓴맛을 차단합니다. 또 가격은 비싸지만, 같은 아이스크림이라도 진한 하겐다즈를 추천합니다. 다만 한약은 뒷맛이 어려운 점입니다. 방법은 한 수저의 아이스크림 먹이고 이어서 한약을 섞은 아이스크림 먹이고 이어서 보통 아이스크림을 먹이고 이어서 한약을 섞은 아이스크림을 먹이면 복용하는 경우가 많습니다. 또 아이스크림 중에서도 쿠키크림이 제일 한약과 궁합이 좋은 것 같습니다. 그

밖에도 빙수, 특히 아삭아삭한 식감은 한방의 까칠함을 차단하여 복용하기 쉬워집니다.

④ 요구르트

신맛이 나는 요구르트는 쓴맛이 강한 것과 섞으면 더 써집니다. 어른이 시식을 했을 때는 별로 맛있게 느끼지 못했지만, 어린이의 경우 요구르트와 함께 복용할 수도 있습니다. 어른과 어린이의 입맛은 조금 다른 것 같습니다. 생후 6개월부터의 베비다논, 1세부터의 프티다논은 무스 상태로 맛이 진하기 때문에 일반 요구르트보다 복용하기 쉬워집니다.

권말의 한방 맛보기표에서 다논 시리즈는 더 높은 평가를 받고 있습니다. 일반 요구르트보다 가격이 약간 비싼 것이 단점입니다. 또 응용편으로 한약을 넣은 요구르트에 바나나를 섞어 복용하는 어린이도 있었습니다.

⑤ 코코아

코코아를 좋아한다면 최강의 한약 거부감 차단 아이템입니다. 쓴맛의 반하사심탕이나 신이청폐탕도 비교적 마시기 쉬워집니다. 코코아 속 유성 성분인 카카오버터가 미뢰를 덮어 장벽으로 작용해 쓴맛을 차단합니다. 또 제조사에 의하면, 돌이 지나서 이유식이 진행되고 있는 아기라면 음료로 코코아를 줘도 된다고 합니다. 그러나 시중 우유나 뜨거운 물을 붓기만 하면 마실 수 있는 코코아는 코코아 파우더에 당류, 유제품, 맥아, 견과류 등을 더해 먹기 좋게 한 것인데 첨가물에 알레르기가 있는 경우는 주의가 필요합니다.

❻ 마일로(MILO)

마일로는 한약 추출물의 과립과 잘 섞입니다. 과립끼리 섞어서, 그대로 먹을 수 있습니다. 단 이것도 코코아와 마찬가지로 탈지분유가 첨가되어 있기 때문에 우유 알레르기가 있는 어린이에게는 사용할 수 없습니다.

❼ 주스(사과·포도·칼피스 등)

주스 등 액체에 녹일 때는 1회 양을 약간의 물로 반죽하여 5분간 정도 방치하면 녹기 때문에 주스를 섞으면 녹이기 쉬워집니다.

계피와 사과는 궁합이 잘 맞으므로 사과주스와 계피를 함유한 처방(소건중탕, 마황탕 등)은 먹기 쉬워집니다. 포도도 단맛이 강하고, 또 한약의 갈색이 차단됩니다. 어린이는 꽤 칼피스를 좋아하지만, 한약과 섞으면 갈색 칼피스가 됩니다. 오렌지주스는 한약과 궁합이 나쁘기 때문에 피하는 것이 좋습니다.

❽ 잼(사과·딸기·블루베리)·땅콩크림·초코크림

숟가락 위에서 한약을 잼 등 사이에 끼워 바로 팍 먹입니다.

❾ 여러 가지 재료와 섞다

단것을 싫어하는 어린이에게는 음식과 섞을 수 있습니다.

카레, 김조림, 된장국, 마요네즈, 타코야키 소스 등 무엇이든 섞을 수 있습니다. 예를 들면, 된장국에 소건중탕을 섞으면 감칠맛이 나고 아주 맛있는 된장국이 됩니다. 타박상에 효과적인 치타박일방에는 카레에 사용되는 향신료가 들어 있어 카레와 궁합이 좋습니다. 옥수수 수프에 보중익기탕이나 억간산을 섞으면 콩소메 수프의 맛이 나서 복용하기 편했습니다. 소청룡탕의 신맛은 마요네즈의 신맛이 차단해 줍니다. 그것은 마치 알갱이 머스터드처럼 보일 것입니다.

⑩ 한방요리

한약을 반죽에 섞어 쿠키나 팬케이크, 햄버그 등을 만들 수 있습니다.

⑪ 복약젤리

약의 양이 많으면 젤리로 샌드를 만들 수 없으나, 젤리의 맛이 약하기 때문에 쓴맛을 잃게 됩니다. 메이커나 종류에 따라서도 달라집니다만 가격은 하루 3회 3일분에 대략 3,000원(300엔) 정도 듭니다.

⑫ 오블라토

딸기 맛과 포도 맛의 오블라토가 있습니다.

⑬ 츠루린코(점도증진제)

간병용으로 개발된 것으로 액체를 걸쭉하게 만들어 줍니다. 좋아하는 음료에 섞어 조절할 수 있어 매우 사용하기 편했고, 음료를 코코아로 만들면 대부분의 한약은 맛있어졌습니다. 코코아 100mL에 츠루린코 1포와 한약재를 넣고 저어주면 됩니다.

한약의 알맹이도 보이지 않게 되고, 맛도 초코 무스 맛입니다. 칼피스도 궁합이 좋았습니다. 10일에 3,600원(360엔) 정도입니다. 츠루린코를 구입해야 하기 때문에 오사카에서는 꽤 어려웠습니다. 그러나 원래 장애가 있어 연하곤란 등으로 츠루린코와 함께 식사를 하던 어린이는 이것으로 한약을 잘 먹었습니다.

⑭ 서양약과 혼합

무코다인+무코사르(Carbocisteine)와 섞으면 달콤해서 복용하기 쉬워집니다. 그대로도 마실 수 있는 경우가 있습니다만 칼피스, 사과주스, 요구르트를 소량 첨가하면 더욱 마시기 쉬워집니다. 다만, 처음에는 달지만, 나중에는 한약의 맛이 퍼지니까 복용 후에 물을 마셔주세요.

처방전 작성법

상기도염(1세 10kg)

Rp. 1   쯔므라마황탕 엑스과립(의료용) 2.5g
        세 부분으로 나누어 매 식전 2일분

Rp. 2   단시럽*   10mL   2회분

* 한약 1일분을 뜨거운 물 100mL 정도로 녹여서, 단시럽 10mL를 어린이가 좋아할 만한 맛으로 마시게 해주세요. 식히면 아주 맛있습니다.
* 37.5도 이하가 될 때까지 3시간 간격으로 내복해 주십시오. 37.5℃ 이하 되면 중지합니다.

*단시럽은 처방전으로 한약과 함께 처방할 수 있습니다.

천식성 기관지염(1세 10kg)

Rp. 1   쯔무라오호탕 엑스과립(의료용) 2.5g
        반으로 나누어 아침, 저녁 식전 7일분

Rp. 2   단시럽*   10mL   7회분

* 한약 1일분을 뜨거운 물 100mL 정도로 녹여서 단시럽을 수프 두세 잔 더해서 어린이가 좋아할 만한 맛으로 마시게 해주세요. 식히면 아주 맛있습니다.

단시럽 분할 천식성기관지염(6개월 8kg)

Rp. 1   쯔무라오호탕 엑스과립(의료용) 1.25g
        반으로 나누어 아침, 저녁 식전   7일분

Rp. 2   단시럽*   2mL
        반으로 나누어 아침, 저녁 식전   7일분

＊ 한약에 단시럽을 약간 떨어뜨려 반죽하여 경단 모양으로 만들어
먹입니다.

양약과 섞을 경우 기관지염(1세 10kg)

Rp. 1   쯔무라소청룡탕 엑스과립(의료용) 3g
        무코다인 DS 0.6g
        무코사르 DS 0.6g
        세 부분으로 나누어 매 식전   5일분

기본 단시럽 분할

① 한약 1포(1~3세의 1일분)을 뜨거운 물 20mL 정도로 넣고 잘 녹입니다.

② 단시럽 10~15mL와 물을 넣고, 100mL 정도로 해서, 더 잘 섞어 완전히 녹입니다. 50mL 정도도 복용할 수 있는 경우도 있습니다.

• 맛을 보고, 어린이가 좋아하는 맛으로 단시럽을 추가하십시오. 단시럽 분할의 한약은 옛날부터 있었던 차가운 엿당(조청)과 같은 맛입니다. 물을 넣거나 냉장고에서 식히면 더욱 복용하기 좋고, 1일분을 만들어 놓을 수 있습니다.

우리 병원은 외래에서 시음할 때는 대개 이 단시럽으로 희석하고 있습니다. 그 경우, 어머니는 어린이의 맛 취향을 잘 알고 계시기 때문에 어머니가 먼저 마시고 나서 "맛있어, 이거면 될거야"라고 말하면, 어린이도 흥미를 나타내면서 복용해 줍니다.

단시럽은 어린아이라도, 계란 알레르기나 우유 알레르기가 있는 경우에도 신경 쓰지 않고 사용할 수 있습니다. 또 우유 알레르기가 없다면, 칼피스를 조금 추가하면 신기하게도 엄마의 맛이 나서 아주 복용하기 쉬워집니다.

칼피스 추가로 권말의 맛보기 표에 ○는 ◎로, △는 ○으로 승격합니다.

달아집니다만, 단시럽 2~3mL로 반죽해서 단시럽 경단으로 만들어 복약할 수도 있습니다.

혼합하는 재료는 쉽게 구할 수 있는 것, 평소 집에 있는 것이 더 사용하기 편하다고 생각합니다. 그런 점에서 처방전으로 한약과 함께 처방할 수 있는 단시럽이나 마루츠 추출물은 편리합니다. 저희 병원에서는 마루츠 추출물보다 단시럽으로 복용하는 아이가 더 많습니다.

아주 쓴 한약(황련해독탕, 시호청간탕, 형개연교탕)은 여러 가지와 섞어보았지만, 맛이 없습니다. 카레와 섞어보니 강렬한 맛이더군요. 코코아가 약간 낫지만, 쓴맛이 확 퍼져서 어려울거라 생각합니다. 여러 가지 시도를 해 보았습니다만, 단시럽 원액(꿀도 좋다)을 그대로 한약과 섞어 먹는 편이 쓴맛을 차단할 수 있습니다. 그 경우, 처음 입에 넣었을 때는 단맛이 있지만, 뒷맛이 매우 쓰므로, 즉시 뭔가 다른 것을 먹어줘야 합니다.

그러나 이 황련해독탕 관련 약은 뭔가에 섞기보다 "증상을 개선하기 위해서 필요해요"라고 납득시키고 나서 마시는 편이 좋다고 생각합니다. 사실, 부비동염과 여드름으로 어려움을 겪고 있는 어린이는 나아지기 위해서 무엇이든 복용할 수 있다고 하고 형개연교탕을 열심히 복용하였고 아토피피부염인 초등학교 5학년 어린이는 맛있다고 시호청간탕을 복용해 주었습니다.

니미 마사노리

사카자키 선생의 지적에 찬성합니다! 어린이는 사실 똑똑하다고 생각합니다. "이거 먹으면 나을 거야"라고 설명하면, 정말 증상으로 힘들어하는 어린이는 꿀꺽꿀꺽 한약을 잘 복용해 줍니다. 아픈 어린이의 경우 다른 새로운 모습이 있다는 것을 고려해야 합니다.

한약을 복용할 수 있게 하는 돌파구

'증상에 맞는 한약은 맛있게 느낀다'라고 하기 때문에 무언가에 섞어 달라는 것은 나쁜 방법이 아닌가? 이렇게 단것만 약을 위해 먹어도 되는가? 하는 질문을 자주 받습니다. 맛의 조절하는 의미는 한약을 먹기 위한 돌파구입니다. 쓴 한약을 먹일 수 있었다는 어머니의 자신감과 한약을 먹을 수 있다는 본인의 자신감이 생깁니다. 처음에는 여러 가지를 섞어 먹어야 하지만, 어느 정도 시간이 지나면 그대로 먹을 수 있는 어린이가 많아서 장기적으로 복용하는 어린이는 모두 섞는 것 없이 그대로 먹고 있습니다.

한약을 복용하는 방법과 어린이의 취향은 다양하기 때문에 궁극적으로는 복용 방법도 맞춤형으로 하나하나 궁리할 필요가 있습니다.

타케이 카츠미 선생(타케이 소아과 알레르기과)의 한약 병용 일람표를 참고하고 본원 의료진은 일본외래소아과학회의 워크숍, "시작해 보자. 소아한방! 먹이는 법편"(2014. 2015년)을 참고하여 한약은 무엇과 섞어야 먹기 좋은지를 검토했습니다. 그 결과를 정리한 것을 권말에 게재합니다. 다만, 이건 우리 어른들의 평가이므로 어린이에게 그대로 들어맞지 않을 수도 있고, 맛의 취향은 각각 다르기 때문에 절대적인 것은 아니므로 주의해 주십시오.

어린이를 진찰하는 비결 타과 선생님에게
-소아과 의사의 메시지

한약을 처방받고 있다고요. 소아과 전문이 아니더라도 한방 치료를 원하여 어린이가 진찰을 받는 경우도 많을 것으로 생각합니다. 사실 소아과 의사가 잘 봐야 한다고 생각합니다만, 한방을 거부하는 선생님들도 아직 많습니다. 어머니들은 어떻게든 낫고 싶다고 선생님에게 매달리는 마음으로 진찰을 받고 있을 것입니다. 이럴 때 주의하는 포인트에 대해 쓰겠습니다.

❶ 먹기, 놀기, 잠자기

어린이를 진찰하는 데 있어서, 우선 응급한 질환인지? 중대한 병이 숨어 있지 않은지? 판단이 가장 중요합니다. 기본적으로 ①식욕이 있다. 젖이나 우유를 평소처럼 마실 수 있다, ②기분이 좋게 놀 수 있다, ③야간에는 확실히 수면할 수 있다, 이 세 가지가 확인되면 응급한 질환은 없다고 생각해도 괜찮습니다. 저도, 어린이를 진찰할 때는 반드시 이 세 가지를 확인하고 있습니다. 만약 세 가지 중 어떤 것이 문제가 있는 상태가 오래 지속된다면 소아과 의사에게 진찰을 받아 보는 편이 좋습니다.

❷ 어린이는 매우 정직하다

종종 다른과 선생님들은 "어린이는 자신의 증상을 호소하지 않기 때문에 어렵다"라고 이야기합니다. 하지만 사실 어린이는 어른에 비해 매우 간단하고 이해하기 쉽습니다.

'머리가 아프다, 다리가 아프다, 배가 아프다'라고 호소하지만 뛰어다닐 때는 대개 괜찮습니다. 반대로, 정말 아프면 움직이지 않고 가만히 있습니다. 진찰실에 들어와서 의사를 보자마자 펑펑 울거나 두리번거리는 어린이도 응급한 경우가 아니므로 괜찮습니다. 아기의 경우 고열이라도, 엄마에게 안겨 얼굴을 일으켜 이쪽을 보고, 히죽 웃을 때는 괜찮지만 엄마에게 기대어 움직이지 않을 때는 요주의입니다.

❸ 어머니를 우리 편으로 끌어들인다

매일매일 자식을 사랑하는 어머니는 진찰하는 의사와 강력한 같은 편입니다. 평소와 다르다, 뭔가 다르다는 어머니의 정보는 매우 도움이 됩니다. 그것을 듣기 위해서는, 어머니와의 의사소통이 매우 중요합니다. 어머니를 우리 편으로 끌어들이기 위해 열심히 육아하고 있는 어머니를 꼭 칭찬해 주십시오. "어머니, 열심히 하고 있군요. 훌륭해요"라는 의사의 한마디는 매우 중요하다고 생각합니다.

❹ 눈높이를 맞춘다

어린이를 진찰할 때는 자세를 낮추고 어린이의 눈높이에 맞추는 것이 중요합니다. 엄마가 안고 앉아 있을 때는 좋겠지만, 어린이가 혼자 앉아 있을 때는 저는 의자에서 내려와 무릎을 바닥에 대고 시선을 맞춥니다. 그리고 무엇보다도 웃음 띤 얼굴이 중요합니다. 꼭 어린이와 사이좋게 지내주세요.

❺ 여보세요, 퐁퐁

아주 단순하고 당연한 일이지만, 우리 소아과 의사는 반드시 "여보세요, 배를 퐁퐁, 아 해봐요"를 합니다. 예를 들어 피부 증상이라도 초진 때는 반드시 여보세요(청진), 배를 퐁퐁(복진)을 추천합니다. 어린이와의 스킨십도 되고, 몸을 만지는 것으로 여러 가지 정보를 얻을 수 있습니다.

❻ 나이

어린이는 어른의 축소판이 아닙니다. 나날이 성장하고 있으며 영아기, 유아기, 아동기, 사춘기 등의 그때그때의 차이에 따라 그 시기 특유의 문제들을 해결하는 것이 필요합니다. 이 또한 어린이는 소아과 의사가 진찰하는 편이 좋다고 생각합니다만, 그렇게 말할 수 없는 것이 현실입니다. 하지만 적어도 한 살 미만의 영아는 소아과 의사에게 맡기는 것이 좋겠습니다. 다만, 선생님들께 진찰을 받는 어린이가 이미 소아과에서 진찰을 받았고, 그중에는 여러 소아과에서 진찰을 받았고, 나아지지 않으니 다른 과 선생님도 나쁘지 않다고 설명하는 경우도 많다고 생각합니다. 그 경우는 이미 소아과 전문의가 진찰을 받았으니까 안심하고 한방 치료를 할 수 있으리라 생각합니다. 실은 저도 어머니에게 한약을 투여할 일이 있습니다. 저는 소아과 의사이기 때문에 내과적, 부인과적 질병을 놓칠 수 있으므로 이상한 점이 관찰되면 반드시 내과, 산부인과 선생님께 진찰을 받으라고 설명하고 있습니다. 반대로, 내과나 산부인과에서 여러 가지 조사를 받았지만, 어디든 나쁘지 않다는 진단을 받은 경우 조금은 안심하고 한방 치료를 할 수 있습니다.

❼ 모자수첩

모자수첩은 어린이의 또 다른 진료기록카드입니다. 자녀분의 성장과 발달에 대한 소중한 기록이 적혀있습니다. 자잘한 글씨로 빽빽이 적혀 있는 경우도 있고, 거의 아무것도 적혀 있지 않은 경우도 있습니다. 그것을 확인하는 것만으로도 어머니의 성격이나 자녀를 둘러싼 환경을 알 수 있습니다. 또 어떤 예방접종을 받았는지도 기재되어 있는데, 감염병에 대한 예후를 확인할 수 있습니다. 타과 선생님께서 모자수첩을 확인하는 것이 다소 어려울지도 모릅니다만 의외로 여러 가지 힌트가 될 수도 있으니, 꼭 한번 봐주시기 바랍니다. 도움이 됩니다.

⑧ 주의가 필요한 경우

얼굴이 희고 기운이 없고 맥이 빠르고 손발이 찬 듯한 어린이는 요주의입니다. 즉시 소아과 의사가 있는 종합병원에 진찰을 받으라고 권해 주십시오.

III장

플로차트
어린이 한약

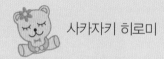

사카자키 히로미

감기의 급성기
(열이 나고 1~2일째)

고열이나 땀이 없다 (−)

열이 있고 땀이 없다 (−)

열이 있고 땀이 있다 (+)

일반 소아과 진료에서는 열이 났다! 하면 많은 어린이가 병원을 방문하는데, 그중 대부분은 감기로 바이러스가 원인이기 때문에 독감, 헤르페스 바이러스 외에는 효과적인 치료법이 없습니다. 이런 경우 한약의 차례입니다. 한약은 개인의 면역 반응을 강화하고 바이러스 질환에 매우 효과적인 치료 수단으로 여겨집니다.

감염증
허약아
호흡기
피부과 이비과
소화기
소아외과
형성신경
비뇨기과 정형외과
사춘기
기타

 ## 麻黄湯(마황탕)

체력이 있고 수분을 충분히 섭취할 수 있는 어린이가 적응대상입니다. 땀을 흘리거나 37.5℃ 이하가 될 때까지 2~3시간 간격으로 (수면 중에는 땀을 확인한다) 투여합니다.

땀을 흘리고, 열이 내리면, 마황탕의 역할이 끝납니다. 어린이의 경우 대부분 상쾌해지고 여기서 낫게 됩니다.

 ## 葛根湯(갈근탕)

마황탕과의 차이점은 그다지 고열이 아니고 가벼운 감기의 경우 투여합니다. 알약도 있습니다.

 ## 麻黄湯(마황탕) + 桂枝湯(계지탕) = 桂麻各半湯(계마각반탕) (동양약행)

열이 나고, 이미 땀을 조금 흘릴 경우 사용합니다. 마황탕과 계지탕을 반씩 섞어 사용할 수 있습니다(계마각반탕).

정리하면 인플루엔자와 같은 고열은 마황탕, 가벼운 감기열은 갈근탕, 여름 감기에 고열은 계마각반탕입니다.

기본 복용법

한약 1일분+단시럽 10mL를 뜨거운 물에 녹여 100mL로 만듭니다. 열이 있을 때는 차갑게 복용하면 더 좋습니다. 아이스크림도 가능합니다(한약은 꽤 빨리 얼어요). 그 외에는 사과주스, 얼음, 뮤코다인 DS를 섞고, 물 조금에 녹여 수저로 복용합니다. 코코아도 맛있습니다만, 열이 높을 때는 복용하기 어려울지도 모릅니다.

감기의 아급성기
(급성기가 지나도 개운치 않다. 열이 나서 2~3일째)

밤이 되면 열이 난다
or 미열이 계속된다

열이 나고 땀이 없다

열이 나고 땀이 난다

한마디 메모

마황탕의 시기를 지나 내원하는 경우도 많습니다. 아침에 열이 내리고 있는데, 밤이 되면 열이 나고, 또 미열이 계속되어 개운치 않은 그럴 때는 시호계지탕을 사용할 차례입니다.

급성기인지 아급성기인지 알 수 없을 때, 어쨌든 모든 감기에 처음부터 시호계지탕을 처방하는 방법도 있습니다.

柴胡桂枝湯(시호계지탕)

항염증 작용이 있는 소시호탕과 허약한 사람의 감기 초기에 사용하는 계지탕을 합방한 것으로 여러 질환에 유효합니다. 급성 감염증에도, 반복성 감염증이나 자율 신경 질환도 효과가 있습니다. 다양한 효과가 있는 처방입니다.

 ### 五虎湯(오호탕)

마행감석탕에 진해소염작용이 있는 상백피를 더한 것입니다. 마황과 석고가 함유되어 있어 항염증 작용이 강하여 기침뿐만 아니라 코막힘도 개선됩니다.

 ### 小柴胡湯加桔梗石膏 (소시호탕가길경석고)

소시호탕+길경·석고로 편도의 염증이 심할 때 효과적입니다. 오호탕이나 소시호탕가길경석고에 함유되어 있는 석고는 열을 식히는 작용이 강한 한약입니다.

시호계지탕 복용법

비교적 복용하기 좋은 맛이고, 그대로 복용할 수 있는 어린이들도 많습니다. 알약도 있습니다.

단시럽, 연유, 코코아, 사과주스, 칼피스 등과 함께 복용해두 좋습니다.

저녁에 햄버거나 된장국에 섞어서 복용해도 괜찮습니다.

오래 지속되는 감기

기운이 없고 몸이 차다

식욕이 없다

서양의학적으로는 혈액 검사 등으로 병세를 보는 것이 중요하며 수액 치료가 필요할 수도 있습니다. 수액 치료 중 진무탕을 뜨거운 물에 풀어 마시면 더욱 효과적입니다.

최근에는 원래 냉증이 있는 어린이도 있고, 비교적 급성기인데도 진무탕이 필요한 경우도 있습니다.

감염증
허약아
호흡기
피부과
이비과
소화기
소아외과
정신신경
비뇨기과
성형과
사춘기
기타

 ## 眞武湯(진무탕)

강력한 신진대사 활성화 작용이 있습니다.
경과가 길어지고 식욕이 떨어지고 몸이 차가울 때 처방합니다.

 ## 補中益気湯(보중익기탕)

감기가 나았지만, 계속하여 식욕이 없고, 등원 및 등교는 할 수 있지만 이유 없이 기운이 없을 때 처방합니다.

진무탕과 보중익기탕 복용법

진무탕은 단시럽과 물에 섞으면 생강탕의 맛과 비슷합니다. 된장국, 콩국물에 넣어도 마시기 좋습니다.

보중익기탕은 그대로도 맛있어서 훌쩍 복용하는 어린이가 많습니다. 아이스크림, 코코아, 옥수수 수프와 섞으면 복용하기 쉽습니다. 그러나 기운이 회복되면 복용하는 것을 싫어합니다. 알약도 있습니다.

콧물

투명한 콧물이 뚝뚝 떨어진다

탁한 노란색 콧물이 나올 경우

상기 처방으로
호전되지 않을 경우

서양약에서는 콧물에는 항히스타민제를 사용합니다만. 졸리고 목도 마릅니다. 또 열성경련의 과거력이 있는 어린이는 요주의입니다. 1세 미만은 코가 막히는 경우가 더 많아서 위험합니다. 한약은 머리를 맑게 하여 유아에게도 사용할 수 있습니다. 또한 콧물의 성상에 따라 구분하여 사용할 수 있습니다. 코막힘은 한약의 독무대입니다.

감염증
허약아
호흡기
피부과
이비과
소화기
소아외과
정신신경
비뇨기과
정형외과
사춘기
기타

小靑龍湯(소청룡탕)

소청룡탕은 폐를 따뜻하게 하고 콧물을 치료합니다. 복용하기 어려운 맛이므로 처방한 경우에는 복약 지도가 필요합니다. 레몬과 같은 신맛을 좋아하는 어린이를 위한 처방입니다.

葛根湯加川芎辛夷(갈근탕가천궁신이)

갈근탕에 코가 잘 뚫리는 천궁과 신이가 첨가되어 있습니다. 급성이든 만성이든 모두 가능합니다.

辛夷淸肺湯(신이청폐탕)

갈근탕가천궁신이보다 항염증 작용이 강하지만 매우 쓰고 복용하기 어렵습니다. 주로 만성일 경우 처방합니다.

갈근탕가천궁신이와 소청룡탕 복용법

갈근탕가천궁신이 1일분+단시럽 15~20mL를 뜨거운 물에 녹여 100mL로 만듭니다. 차게 하면 복용이 쉬워집니다.

또 칼피스를 조금 추가하면, 어린이가 가장 좋아하는 맛이 되므로 가장 추천합니다. 무코다인 DS+무코사르 DS와 섞어도 가능합니다. 소청룡탕은 시큼하기 때문에 마요네즈와도 궁합이 좋습니다◎. 둘 다 알약이 있습니다.

코막힘

코가 막혀서
모유을 먹기 힘들다

코막힘이 심해서
야간에 잠을 못 자고 운다

지속되고 오래된 코막힘

월비가출탕 1.25g(15kg)을 자기 전에 복용시켰다. 어머니는
복용할 수 있을지 불안해 하여 "반이라도 마시면 곧 효과가 있
어요"라고 설명하였다. 첫 복용은 괴롭고 절반을 토했지만, 코막
힘은 눈에 띄게 개선되어 잠을 잘 수 있었다. 다음날부터 스스
로 복용할 수 있고, 약이 떨어지면 약을 받으러 클리닉에 가고
싶다고 어머니에게 이야기했습니다.

감염증
허약아
호흡기
피부과
이비과
소화기
소아외과
정신신경
비뇨기과
잘병외과
사춘기
기타

麻黃湯(마황탕)

어린이는 코 호흡이 중요하기 때문에 코가 막히면 모유나 우유를 마시기 어려워집니다. 수유량이 감소하고 습성 기침을 동반할 때는 RS 바이러스 감염증일 수 있으므로 주의가 필요합니다.

越婢加朮湯(월비가출탕)

잠들기 전에 복용하는 것으로 처방하면, 쉽게 잠들 수 있습니다. 어린이가 매우 즉각적이고 효과가 있다는 것을 알게 되면, 그들은 다음부터 스스로 복용하게 됩니다.

葛根湯加川芎辛夷(갈근탕가천궁신이)

코막힘으로 인한 두통에도 효과가 있습니다.

월비가출탕 복용법

단시럽, 코코아, 아이스크림, 무코다인 DS 등에 섞으면 복용하기 쉬워집니다. 사과주스보다 칼피스로 녹이는 것을 추천합니다. 무엇을 시도해도 복용하지 못한 어린이가 타코야키 소스로 복용할 수 있었던 케이스도 있습니다.

기침

건조한 기침(콜록콜록)과
따끔따끔 아픔

습한 기침(그렁그렁)

심인성 기침

한마디 메모

　서양약으로는 중추성 진해제, 기관지 확장제가 있습니다. 기침이 오래 지속되면, 매크로라이드계 항균제에 천식을 고려하여 류코트리엔 길항제를 처방받는 경우도 많이 볼 수 있습니다. 이러한 치료로 호전되는 경우도 있지만, 그래도 기침이 좀처럼 멈추지 않는 어린이도 있습니다. 그럴 경우 한약이 필요한 차례입니다.

감염증
허약아
호흡기
피부과
이비과
소화기
소아정과
정신신경
비뇨과
정형외과
사춘기
기타

麦門冬湯(맥문동탕)

건조한 기도 점막을 촉촉하게 하여 가래가 잘 나오게 합니다. 어쨌든 맛이 좋고 복용하기 좋은 것이 가장 큰 장점입니다.

五虎湯(오호탕)

가래가 많고, 천명을 동반하는 습성 기침에 잘 듣습니다. 항염증 작용이 강하여 기침뿐만 아니라 코막힘에도 효과가 있습니다.

柴朴湯(시박탕)

가끔 기침을 하지만, 자고 있을 때나 무언가에 집중할 경우는 기침을 하지 않습니다. 시박탕은 소시호탕(항염증·항알레르기작용)+반하후박탕(항불안작용)의 합방입니다. 정신적 스트레스로 천식 발작이 일어나는 어린이에게 효과적입니다.

맥문동탕과 시박탕 복용법

맥문동탕은 맛이 좋아 복용하기 편하며, 무코사르 DS를 섞으면 더욱 복용하기 좋습니다. 단시럽, 코코아, 된장국도 가능합니다. 1일분을 페트병 500mℓ의 차에 타서 조금씩 마셔도 가능합니다. 시박탕은 코코아나 프티다논, 연유나 아이스크림과 함께 복용합니다. 코코아가 비교적 복용하기 쉽지만, 나무와 같은 맛이 납니다.

악화된 기침

기침으로 가슴이 아프다

기침으로
밤에 잠을 잘 수 없다

끈적한 가래가
멈추지 않는다

단시럽, 아이스크림, 코코아, 사과잼, 무코다인+무코사르와 생후 6개월 이후면 베비다논와 섞어주세요. 외래에서 단시럽과 함께 복용하면 대부분의 어린이들이 맛있게 복용합니다. 알약도 있습니다. 성인량이 1일량 9정이기 때문에 7세의 경우 1일 4정을 2번 나누어 또는 3정을 3번 나누어 복용합니다.

柴陷湯(시함탕)

어린아이에게는 처방을 잘하지 않지만, 중학생 이상이나 보호자를 통한 가슴이 아프다고 확인될 경우 처방합니다. 보호자 자신이 매우 호전되어서 4세 딸이 기침이 심할 때 복용하였더니 아주 효과가 있었다고 완전히 한방 팬이 되어 준 엄마도 있습니다.

竹筎溫胆湯(죽여온담탕)

독감으로 기침이 계속되고 야간에 잠을 잘 수 없는 경우에 적용이 됩니다. 독감 이외에도 사용할 수 있습니다. 정신을 안정시키는 작용의 한약이 포함되어 있습니다.

清肺湯(청폐탕)

기침이 장기화되고 피로가 잘 풀리지 않는 경우 사용합니다. 항염증 작용의 한약이 많이 함유되어 있습니다

한마디 메모

위 세 가지 처방은 모두 복용하기 어려운데 코코아가 제일 낫다는 느낌입니다. 처음부터 처방하는 것이 아니라 이미 다른 한약 처방을 내부할 수 있는 어린이에게만 한정하여 사용하는 것이 좋을 것 같습니다.

청폐탕은 무코다인, 무코사르와 섞었다가 요구르트, 사과주스, 칼피스와 섞으면 비교적 마시기 쉬워질 수도 있습니다.

편도염

목이 아프다

열도 있다

편도의 염증이 강하다

항균제는 살균 작용은 있지만 항염증 작용은 없습니다. 아데노바이러스 편도염에 항균제는 효과가 없습니다. 그럴 때 한약을 병용하면 증상이 빨리 회복됩니다.

편도염을 반복하는 어린이는 평소 길경탕으로 양치질을 하고 목이 이상하다고 생각되면 소시호탕가길경석고를 빨리 복용하도록 권장하고 있습니다.

감염증

허약아

호흡기

피부과

이비과

소화기

소아외과

정신신경

비뇨기과

정형외과

사춘기

기타

 ## 桔梗湯(길경탕)

길경+감초 두 가지 한약으로 구성되어 있습니다.
한약의 수가 적을수록 즉시 효과가 있습니다.

 ## 桔梗石膏(길경석고(코타르))

열을 식히는 석고가 함유되어 있습니다.

 ## 小柴胡湯加桔梗石膏
(소시호탕가길경석고)

항염증 작용이 있는 소시호탕에 배농 작용이 있는 길경, 목 안의
붓기를 경감시키는 석고의 조합입니다.

길경탕과 소시호탕가길경석고 복용법

길경탕은 입에 머금고 부구부구 꿀걱하거나 부구부구 페하면
서 복용해도 됩니다. 1일분을 100mL 정도의 물에 녹이고 얼음이
나 냉장고에 식힌 후, 양치실을 하면서 복용 하면 효과적입니다.

소시호탕가길경석고는 단시럽, 아이스크림, 코코아로 복용합
니다. 용혈성 연쇄상구균 감염증의 경우 항균제와 함께 사용하
세요.

감모성 구토증

구토

오령산 좌약

좌약은 상품화되어 있지 않으므로 각자 준비합니다. 또한 일반적인 제형 외의 사용이므로 의료진의 책임하에 투여해야 합니다. 본원은 클리닉 내에서만 사용하고 있습니다. 항문을 통해 장으로 주입하는 경우 간단하게 투여할 수 있고, 직장 점막에서 신속하게 흡수되어 단시간에 효과를 볼 수 있습니다. 실제로 오령산 좌약을 사용한 후 수액을 사용하는 어린이가 많이 줄었습니다. (권두 페이지 참조)

한마디 메모

바이러스성 위장염으로 목이 말라서 물을 먹지만 토하기를 반복하는 어린이에게 오령산이 매우 효과가 좋습니다.

오령산은 세포막에 존재하는 수분 채널인 아쿠아포린에 작용하여 체내 수분 분포를 조절하는 작용이 있습니다.

五苓散(오령산)

구토가 심하면 먹지 못하는 경우가 많아서 이 경우 좌약으로 관장하는 방법이 있습니다.

장에 주입하는 법(관장법)
오령산 1g을 10mL의 뜨거운 물에 풀어 식히고, 주사기에 넣고, 넬라톤 카테터를 연결하여 항문으로 주입합니다.

오령산 아이스
1포+물 50mL+단시럽 10mL 얼려서 하루에 걸쳐 조금씩 녹여서 복용합니다.

오령산 복용법

1포를 뜨거운 물 50~10mL로 녹이고, 물을 넣어 차갑게 합니다. 한 숟가락씩, 자주 복용하면 잘 듣습니다. 복용하기 힘들 때는 단시럽을 조금 첨가합니다. OS1에 녹이면 짠맛+계피맛, 아쿠아라이트(경구용수액)에 녹이면 사과+계피맛이 납니다.

독감

갑작스러운 고열 오한

땀을 흘려서
열이 오르고 내리고

야간 기침으로
잠을 잘 수 없다

해열했는데도
식욕이 생기지 않는다

한마디 메모

　인플루엔자에 마황탕은 유명하지만, 마황탕을 복용할 수 있는 경우는 체력이 강한 사람으로 극히 초기의 시기뿐입니다. 어린이에게 마황탕이 가능하지만 체력이 약한 경우 다른 처방을 고려합니다. 또한, 이미 땀을 흘리고 있다면 시호계지탕부터 처방합니다. 개인의 체력과 질병의 상태에 따라 처방이 다른 것도 한약의 매력 중 하나입니다.

麻黄湯(마황탕)

발병 직후 인플루엔자 신속키트 검사가 진행되는 아직 이른 시기에도 마황탕을 처방할 수 있습니다. 병명에 관계없이 병세로 처방할 수 있는 것이 한약의 매력 중 하나입니다.

柴胡桂枝湯(시호계지탕)

항인플루엔자제로도 증상이 개운치 않을 경우 사용합니다.

竹筎温胆湯(죽여온담탕)

뇌를 식힌다는 말이 있는데, 온담은 담을 따뜻하게 한다는 뜻입니다. 따라서 정신안정작용도 있습니다.

補中益気湯(보중익기탕)

경과가 길어져서 나른하고 식욕이 없는 경우 사용합니다.

한마지 메모

물론 항인플루엔자제와의 병용은 가능합니다. 열로 괴로운 경우 항인플루엔자제를 사용했는데도 좀처럼 해열되지 않을 경우 기침이 신해서 잠을 못 이루는 경우 등 곤란할 경우 한약을 병용하고 있습니다. 또 등원(교)할 수 있는데, 식욕이 돌아오지 않을 때는 보중익기탕을 사용합니다. 한약은 자각 증상의 괴로움을 덜어주고 회복을 앞당기는 효과가 있습니다.

수족구병 · 헤르판지나

구내염으로 아프다

황련탕이 없을 때

상기 처방이
써서 복용할 수 없다

구내염의 통증에는 진통제나 구강용 스테로이드 외용제가 있습니다만, 한약에도 유효한 약이 있습니다. 황련탕과 반하사심탕은 너무 써서 복용하기 어렵습니다만. 환부에 직접 바르면 통증이 완화됩니다. 외래에서는 물에 조금만 녹인 것을 면봉으로 직접 구내염에 바릅니다.

黄連湯(황련탕)

황련탕은 계피향이 납니다.

半夏瀉心湯(반하사심탕)

황련탕에 계피가 빠지고 대신 황금이 들어있습니다.

桔梗湯(길경탕)

외래에서 황련탕을 환부에 바르고, 자택에서는 길경탕으로 가글을 권장하고 있습니다.

한마디 메모

1일분을 뜨거운 물 100mL에 녹여 차갑게 한 다음 입에 머금고 그대로 두면 엑기스가 직접 환부에 닿아 통증을 완화할 수 있습니다(입에 머금고 부구부구 페하듯 부구부구 꿀꺽해도 됩니다). 하지만 이 약들이 쓴 것을 참지 못하고 입안에 머금을 수 없을 때는, 길경탕으로 대용할 수 있습니다.

반복성 감염증

반복성 감염증

복통 변비 경향

피부가 약하다

빈혈

상기 처방이 효과가 없고
허약한 경우

최근에는 영아기부터 어린이집에 다니는 어린이가 늘고 있습니다. 첫 집단생활이라 여러 감염증에 이환되어 그때마다 꼬이거나 입원을 반복하는 어린이도 있습니다. 어머니도 어려움을 겪고 계시기 때문에 어떤 치료든 하고 싶은 마음이 강하기 때문에 한약을 복용하는 순응도가 비교적 양호합니다.

감염증
허약아
호흡기
피부과
이비과
소화기
소아외과
정신경
비뇨기과
성질환과 사춘기
기타

柴胡桂枝湯(시호계지탕)

기본적으로 반복성 감염증에 사용합니다.

小建中湯(소건중탕)

배를 아파하는 허약아에게 사용합니다.

黃耆建中湯(황기건중탕)

황기건중탕은 소건중탕+황기입니다. 황기는 땀을 조절하여 피부를 튼튼하게 하는 작용이 있습니다.

十全大補湯(십전대보탕)

반복성 중이염으로 고막 절개를 반복하는 경우 사용합니다.

補中益気湯(보중익기탕)

피곤하고 나른하다는 호소가 있는 경우 사용합니다.

십전대보탕·보중익기탕 복용법

십전대보탕의 복용법

　단시럽, 무코사르 DS, 연유와 아주 잘 어울립니다.

보중익기탕의 복용법

　단시럽, 코코아, 베비다논, 햄버거에 넣어도 좋습니다.

수험생의 감기 예방

유치원생 · 초등학생

중학생 · 고등학생 · 대학생

기운이 있는 경우

한마디 메모

공부할 때 감기에 걸리면 어쩌나 하는 것은 본인보다 어머니의 가장 큰 걱정거리입니다. 서양약으로는 이런 효과가 있는 약이 없습니다. 한약을 복용하면 엄마가 안심하고, 그것이 본인에게도 전달되는 것 같습니다. 다만, 시험 직전에는 양생도 필요하고, 영양이 있는 것을 먹고, 또 수면도 취하고, 가능하면 운동하는 것도 중요하다고 이야기하고 있습니다.

감염증
허약아
호흡기
피부과
이비과
소화기
소아외과
정신신경
비뇨기과
정형외과
사춘기
기타

柴胡桂枝湯(시호계지탕)

면역 기능이 올라가 감기에 덜 걸릴 뿐만 아니라 정신적 긴장도
완화됩니다

자주 배가 아픈 어린이는 소건중탕도 유효합니다.

補中益気湯(보중익기탕)

공부나 스트레스로 수면이 부족하고, 지쳐있는 경우가 많기 때문
에 시호계지탕보다 보중익기탕를 추천합니다.

우선은 1일 1회 복용하고, 피곤하고 귀찮아하는 증상이 있으면 1일
2~3회로 복용양을 늘립니다.

小柴胡湯(소시호탕)

소시호탕의 허약아판이 보중익기탕입니다.

니미 마사노리

한마디 메모

보중익기탕은 위장 기능을 개선하고 에너지를 늘려 건강해지
는 약입니다. 보중의 중은 복부를 의미합니다. 일명 의왕탕(醫
王湯)이라고도 하며 한방처방 중 귀족입니다.

어린이들보다 육아와 가사에 지친 엄마들에게 호평을 받고 있
습니다.

77

허약아

체질개선

허약 + 피부트러블

　왠지 연약하다고 느끼는 어린이가 많이 있습니다. 대개 마르고 안색이 창백하며 편식으로 밥을 잘 먹지 않습니다. 감기에 걸리면 구토하기 쉽고. 자주 배가 아프며 변비 혹은 설사를 하기 쉽습니다. 외래에서는 얌전하고 매우 긴장하고 있습니다. 배를 진찰해 보니 얄팍하고 부드러우며 복직근이 팽팽합니다(이른바 2개의 봉이 있는 듯합니다).

小建中湯(소건중탕)

어린이에게 처방을 쓰려고 한다면 소건중탕이라고 할 정도로 소아의 聖藥(성약)이라고 합니다.

계지탕(계피·작약·대조·생강·감초)의 작약의 양을 늘리고 교이를 첨가하여 구성되어 있습니다. 교이는 물엿이고 맥아당입니다. 이 덕분에 매우 복용하기 좋은데, 뿐만 아니라 맥아당은 올리고당의 동료이므로 장내 세균의 먹이가 되고, 장내 세균총을 정돈해 줍니다.

 ## 黃耆建中湯(황기건중탕)

황기에는 자양강장 작용, 배농 작용, 땀을 조절하여 피부를 튼튼하게 하는 작용이 있습니다. 따라서 피부트러블이 있는 허약아에게 유효합니다.

소건중탕 복용법

한약 중에서도 맛이 제일 좋습니다. 단시럽, 마루츠 엑기스, 된장국에도 가능합니다. 그 외에는 사과주스, 사과잼, 코코아, 아이스그림, 프티다논과 어울립니다. 팬케이크에 넣어도 좋습니다. 소건중탕은 그냥 복용할 수 있는 어린이가 많습니다. 계피맛을 싫어하는 어린이는 다른 방법을 시도해도 어렵기 때문에 다른 방제로 변경할 필요가 있습니다.

기관지천식의 완해기

위장이 약하다

아토피피부염 동반

스트레스가 원인

스트레스 원인 · 호흡곤란 유형

주로 소아 기관지천식 지침에 따른 치료가 우선입니다. 컨트롤이 어려운 경우는 우선 서양의학적 치료의 재검토가 필요하지만, 체질개선이나 서양약의 보완적 치료로써 한약을 병용할 수 있습니다.

감염증
허약아
호흡기
피부과
이비과
소화기
소아외과
정신신경
비뇨기과
칭형외과
사춘기
기타

 小建中湯(소건중탕)

소화 기능이 개선되면 호흡기와 피부 증상도 호전됩니다.

 黃耆建中湯(황기건중탕)

천식이나 피부 증상이 두드러질 때 사용합니다.

 柴朴湯(후박탕)

정신안정작용이 있기 때문에 정신에 문제가 있을 때 사용합니다.

 神秘湯(신비탕)

시박탕에 비해 조금 어린이가 기침이 심한 경우에 사용합니다. 마황이 함유되어 있습니다

한마디 메모

여러 가지 방법을 사용해도 도저히 한약을 복용하지 못하는 이린이도 있습니다. 그런 경우는 억지로 할 필요는 없습니다. 서양약만으로 호전되는 경우도 많이 있습니다. 다만, "다양한 방법을 사용해도 곤란할 경우 한약에 대해 다시 의논해 주세요"라고 이야기하고 있습니다.

기관지천식의 발작 시

습성 기침

오호탕이 없을 경우

수양성 콧물이 많다

언제든지 중증도를 판별하는 것이 중요합니다. 식욕, 기분, 수면의 세 가지가 좋다면 우선 위급한 경우는 아니지만, 어머니가 평소와 다르다고 느낄 경우 주의가 필요합니다. 어린이에 대해 애정을 가지고 매일 관찰하고 있고, 가장 잘 알고 있기 때문입니다. 수련의 시절 1년 선배께서 어머니가 말씀하시는 것은 언제나 옳다라고 배웠고, 그것을 지금도 잊지 않으려고 하고 있습니다.

五虎湯(오호탕)

몸을 식히는 작용이 있으므로, 열이 있을 경우 또는 몸이 따뜻해지면서 기침이 심해질 경우에 사용합니다.

麻杏甘石湯(마행감석탕)

오호탕은 마행감석탕에 상백피를 더한 것입니다.

小靑龍湯(소청룡탕)

폐를 따뜻하게 하기 때문에 한랭 자극으로 기침 발작이 나올 때 소청룡탕+오호탕을 모두 복용하면 효과가 좋은 경우도 있습니다만 마황의 양이 많아지므로 주의합니다.

한마디 메모

엄마가 "한약이라니, 우리 아이가 먹을 수 있겠어요?"라고 말하는 경우는 복용할 수 없는 경우가 많고, "복용하게 해보겠습니다"라고 말하는 경우는 내개 복용할 수 있습니다. 역시 한약을 복용하는 복약순응도의 열쇠는 어머니의 의욕인 것 같습니다.

아토피피부염의 체질개선

위장이 약한 유형

짜증 내고 보채고
밤에 우는 등의 정신 증상이
있는 유형

한마디 메모

한약만으로 아토피피부염을 조절하는 것은 매우 어려운 일입니다. 아토피피부염의 근본적인 치료법은 피부관리와 스테로이드 연고를 포함한 적절한 외용제의 사용입니다. 피부를 통한 感作(감작)이 문제가 되므로, 피부를 항상 매끈매끈하게 유지하는 것이 가장 좋습니다. 한약은 스테로이드 연고로 조절하기 힘들거나 양을 줄이고 싶을 때 사용합니다.

김영중
허약아
호흡기
피부과
이비과
소화기
소아외과
정신경
비뇨기과
청력회과
사춘기
기타

黃耆建中湯(황기건중탕)

소건중탕에 황기라는 한약을 첨가하여 더욱 효과적입니다.
소건중탕이 배를 따뜻하게 하고 소화기계의 발달을 촉진하며, 황기로 땀을 조절하고 피부를 재생시켜 줍니다. 또한 맛이 소건중탕과 비슷하여 매우 복용하기 좋아서 추천합니다.

抑肝散(억간산)

항상 짜증을 내고 흔들릴 경우, 마음을 진정시키는 것도 중요합니다.
특히 동생이 생기고 습진이 심해지는 어린이들에게 잘 듣습니다.

한마디 메모

아토피피부염 치료는 음식 조절도 빼놓을 수 없습니다. 단 음식, 기름진 음식, 찬 음식은 자제하고 가능한 한 보통식 위주의 식사가 중요합니다. 세다기 초콜릿, 생크림, 스낵과자, 아이스크림, 주스 등은 되도록 줄이도록 지도합니다. 규칙적인 생활도 숭요하고, 일찍 자고 일찍 일어나며, 제대로 된 아침 식사를 섭취해야 합니다.

아토피피부염의 증상

얼굴이 새빨갛고
증세가 심하다

피부에 진물이 나온다

화농 경향

피부가 까칠까칠하고
열감이 있다

황련해독탕을 복용하기 힘들 경우 백호가인삼탕으로도 대용할 수 있습니다. 이 처방도 열을 식히는 작용이 강하고, 심한 갈증을 호소하는 경우에 유효합니다. 온청음은 황련해독탕+사물탕의 합방입니다. 황련해독탕은 열을 식히고 염증을 억제합니다. 사물탕은 몸을 따뜻하게 하고 피부에 수분을 공급하는 효과가 있습니다.

黃連解毒湯(황련해독탕)

강력하게 열을 식히는 작용이 있고, 또 짜증도 회복시킵니다.

越婢加朮湯(월비가출탕) or
消風散(소풍산)

염증으로 피부가 심하게 부었을 때 사용합니다.

十味敗毒湯(십미패독탕)

삼출액은 적지만, 화농하기 쉬운 경우에 사용합니다.

溫淸飮(온청음)

침출액이 적고 까칠까칠하고 긁힌 상처가 많을 경우 사용합니다.

한마디 메모

황련해독탕, 온청음, 십미패독탕은 상당히 복용하기 어려우므로 주의가 필요합니다. 그냥 복용할 수 있는 어린이는 매우 적습니다. 황련해독탕, 십미패독탕, 백호가인삼탕은 알약이 있으므로, 연장아에게는 알약으로 처방합니다. 또한 온청음은 황련해독탕+사물탕으로 대체할 수 있습니다.

피부과 질환 ①

농가진

기저귀 발진

벌레 물림

 냄새도 강하고(낫토 냄새) 연고 자체가 잘 펴지지 않아 피부에 바르기 어려우므로 자운고와 아연화연고를 1:1로 혼합하여 기저귀 갈 때마다 바르라고 설명하고 있습니다. 참기름이 함유되어 있어 참깨알레르기가 있는 어린이들에게는 주의가 필요합니다. 또한 자주색으로 옷에 달라붙으면 잘 지워지지 않습니다.

排膿散及湯(배농산급탕)

항균제와 병용으로 치료가 빠르고 흉터가 아주 깨끗해집니다.
연장아는 십미패독탕 알약도 괜찮습니다.

紫雲膏(자운고)

보험 적용 한방 외용제로 통증을 제거하는 작용도 있기 때문에
기저귀 발진으로 고생하는 어린이도 이것을 바르면 울음을 그칠
수 있습니다.

越婢加朮湯(월비가출탕)

모기에 물려서 빵빵하게 부어있을 때 단번에 복용하면 속효성이
있습니다.

배농산급탕 복용법

배농산급탕은 매우 쓰고 무엇과 섞어도 쓴맛이 남습니다만,
코코아라면 그럭저럭 복용할 수 있을 것 같습니다. 단시럽은
20~25mL로 넉넉하게 넣고, 칼피스를 추가하면 조금 마시기 쉬
워집니다만 뒷맛이 상당히 나쁘기 때문에 바로 주스나 사이다
를 먹습니다. "이 약이 쓰지만, 농가진을 빨리 깨끗하게 하고 싶
어서 열심히 먹어요"라고 말해준 어린이도 있습니다.

피부과 질환②

가벼운 동상

상기 처방이
써서 마실 수 없다

전염성 물렁증

상기 처방이 효과가 없다

당귀사역가오수유생강탕 복용법

당귀사역가오수유생강탕은 그대로 마시면, 매우 씁니다. 단시럽을 15~20mL로 조금 더 넣으십시오. 차갑게 하는 것보다 따뜻하게 마시면 생강탕 같습니다. 이 처방을 복용하고 화상의 통증이 나아지면 열심히 복용해 주는 어린이가 있습니다.

경영통

허약아

호흡기

피부과

이비과

소화기

소아과

정신경

비뇨기

정형외과

사춘기

기타

当帰四逆加呉茱萸生姜湯
(당귀사역가오수유생강탕)

말초 순환 장애를 개선시키는 효과가 있습니다. 매우 쓴 것이 어려운 점입니다.

小建中湯(소건중탕)

배를 따뜻하게 하여 허약체질을 개선합니다.

의이인(율무)

율무 껍질을 제외한 씨앗으로 만들어지는 약입니다. 3개월을 목표로 복용합니다.

五苓散(오령산) or
麻杏薏甘湯(마행의감탕)의 추가

물집은 수포를 형성하므로, 이수 효과가 있는 오령산을 추가하면 유효할 수 있습니다. 또한 의이인의 양을 늘린다는 의미에서 마행의감탕을 추가하는 경우도 있습니다.

의이인(율무) 복용법

의이인 추출물은 매우 복용하기 쉽고, 대부분의 어린이는 그대로 복용할 수 있습니다. 복용할 수 없는 경우는 500mL 페트병의 차에 녹여, 하루에 걸쳐 복용합니다. 효과가 없을 때는 보통 양의 1.5배에서 2배로 합니다. 또 오령산도 병용해도 됩니다. 알약을 아삭아삭 씹어 먹으면 맛있고 습관이 드는 맛입니다.

부비동염

빠른 첫 번째 선택

두 번째 선택

상기 처방이 듣지 않을 경우

한마디 메모

만성 부비동염은 일반적으로 매크로라이드계 항균제를 소량 투여하지만, 증상이 좀처럼 호전이 되지 않는 어린이도 많습니다. 그럴 때 한약을 병용하거나 단독으로도 코막힘이 개선되는 일이 많습니다.

강영종

허약아

호흡기

피부과

이비과

소화기

소아외과

정신과

비뇨기과

정형외과

사춘기

기타

葛根湯加川芎辛夷
(갈근탕가천궁신이)

연장아에게는 알약이 있습니다.

辛夷清肺湯(신이청폐탕)

매우 써서 두 번째 선택으로 하고 있습니다.
갈근탕가천궁신이와의 차이점은 ①마황이 들어가지 않고, ②주로 만성, ③염증이 강할 경우(농성의 콧물) 사용합니다.

荊芥連翹湯(형개연교탕)

코막힘이 심하고 여드름도 신경 쓸 경우 사용합니다.

한마디 메모

형개연교탕은 매우 맛이 없기 때문에 처음부터 처방하지 않는 것이 좋을지 모릅니다. 코코아가 유일하게 가능하지만, 복용을 하는 어린이는 쓴맛을 각오하고 증상이 나아지기 위해 열심히 복용해 줍니다.

화분증
(꽃가루 알러지)

투명 콧물이 줄줄 나오다

코막힘이 심하다

눈의 가려움증도 심하다

상기 처방으로
나아지지 않는다

한마디 메모

한약은 졸음이 없는 것이 가장 큰 장점입니다. 항알레르기제와 병용하면 더욱 효과적입니다. 항알레르기제와 달리 증상이 심할 때만 먹어도 효과가 있습니다.

또한 위에 언급한 처방 중 월비가출탕 이외에는 알약이 있습니다.

강의안

허약아

호흡기

피부과

이비과

소화기

소아외과

정신과

비뇨기과

정형외과

사춘기

기타

小靑龍湯(소청룡탕)

냉증이 원인이 된 경우 사용합니다.

葛根湯加川芎辛夷
(갈근탕가천궁신이)

두통도 있는 경우 사용합니다.

越婢加朮湯(월비가출탕)

코 주위도 새빨갛게 달아오를 때 사용합니다.

小靑龍湯(소청룡탕) or
五虎湯(오호탕)

마황의 양이 매우 많아지므로 주의가 필요합니다.

마황에 대하여

마황의 에페드린 작용은 대부분 어린이의 케이스에서 양호합니다. 성인 1일량 한약에 포함된 마황의 양은 월비가출탕이 6g으로 가장 낳고 다음으로는 마황탕, 신비탕 5g, 오호탕 4g, 갈근탕, 갈근탕가천궁신이, 소청룡탕 3g입니다. 소청룡탕+오호탕은 마황 7g이므로 주의하여 소량 처방으로 시작합니다.

코피

빠른 첫 번째 선택

**알약이나 캡슐을
먹을 수 있을 경우**

코피가 자주 나기 때문에 혈액 질환이 있는 것은 아닌지 진찰을 받을 수 있습니다. 코 출혈 시에는 제대로 지혈을 하고 15분 이내에 멈춘다면 우선 문제가 없지만, 너무 걱정이 될 경우 혈액 검사를 실시할 수도 있습니다. 자주 코피가 나면 옷과 침구가 더러워져서 힘듭니다. 이런 경우는 刺絡(자락)을 추천합니다.

少商 刺絡(소상 자락)

아주 간단하고 신기할 정도로 잘 들어 추천합니다.

黄連解毒湯(황련해독탕) or
三黃瀉心湯(삼황사심탕)

너무 써서 알약을 복용할 수 있는 어린이에 한해서 처방합니다.

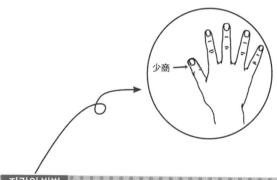

少商 →

김영중
허약아
호흡기
피부과
이비과
소화기
소아외과
정신신경
비뇨기과
정형외과
사춘기
기타

자락의 방법

코피에 추천할 만한 방법이 있습니다. 소상이라는 폐경의 경혈에 순식간에 바늘을 꽂아 5~10방울의 소량의 혈액을 가볍게 짜내는 방법으로 신기하세도 잘 듣습니다. 또 침을 찌른다고 하면 싫어하기 때문에 "코피가 아닌 스템프야"라고 하며, 미량 채혈용 천자 기구를 사용하면 바늘이 보이지 않기 때문에 순순히 손을 내밀게 됩니다.

계속되는 설사

진흙변+얼굴의 침 발진

수양성 설사

상기 처방으로
효과가 없는 경우

영아기에 설사가 1~2주 동안 감염되는 경우가 많습니다. 기분도 좋고 식욕도 있고 체중 증가도 좋습니다. 이런 경우 배를 따뜻하게 하는 한약을 처방해 봅시다.

그러나 한약재는 대개 유당을 함유하고 있기 때문에 유당불내증이 있는 경우에는 주의해야 합니다.

감
모
증

허
약
아

호
흡
기

피
부
과

이
비
과

소
화
기

소
아
외
과

정
신
신
경

비
뇨
기
과

정
형
외
과

사
춘
기

기
타

 ## 人蔘湯(인삼탕)

배를 만지면 胃(위) 주변이 차가운 어린이에게 효과적입니다.
위가 차가워 얇은 투명 침이 많이 나오고, 얼굴의 침 발진이 있는
것도 처방의 기준이 됩니다.

 ## 眞武湯(진무탕)

강력하게 몸을 따뜻하게 하는 부자라는 한약이 함유되어 있습니다.

최근에는 차가운 어린이가 많아 진무탕이 적응이 되는 경우가 많
아졌습니다.

 ## 眞武湯(진무탕)+人蔘湯(인삼탕)

두 처방을 함께 마시는 방법도 있습니다.
설사가 있는 경우 혼합하는 것은 제한됩니다.
뜨거운 물에 녹인 것을 단시럽에 넣고 조금 데워 복용하는 것이
좋습니다.

인삼탕과 진무탕 복용법

인삼탕의 복용법 : 소량의 물에 타서 복용해도 달콤합니다. 된
장국에 넣으면 너무 달콤한 된장국이 됩니다.
진무탕의 복용법 : 단시럽과 뜨거운 물에 타면 시중에서 파는
생강차 맛과 비슷합니다. 된장국, 콩국물에 넣어도 복용하기
좋습니다. 인삼탕도 진무탕도 우유 100mL와 1/4포를 섞으면
한약의 맛은 전혀 알 수 없게 됩니다.

배가 아프다

불편한 복부

반복성 복통

차가워지면 배가 아프다

복통은 소아과 외래에서 흔히 볼 수 있는 증상입니다. 다만 갑작스러운 복통의 경우는 반드시 의학적인 눈으로 장중첩증이나 충수염 등 위급성이 높은 질환은 제외할 필요가 있습니다. 서양약 진통제는 바이러스성 위장염, 냉증, 정신적 복통에 효과가 없는 경우가 많으므로 한약이 효과가 좋습니다.

감염증
허약아
호흡기
피부과
이비과
소화기
손외과
정신행
비뇨기과
성형외과
사춘기
기타

芍藥甘草湯(작약감초탕)
(한꺼번에 복용)

작약+감초 두 가지 한약으로 이루어져 있으며 즉각적인 효능이
있습니다.
작약은 근육의 급격한 통증에 효과적이며 생리통, 어지럼증에도
효과가 있습니다.

小建中湯(소건중탕)

배를 아파하지만 그렇게 강한 통증은 아니고 금방 괜찮아 보입니
다. 반복적으로 복통을 호소할 경우 잘 듣습니다. 설사와 변비에
도 효과가 있습니다.

大建中湯(대건중탕)

배를 따뜻하게 하고, 장관의 혈류를 개선하고, 연동운동을 조절합
니다. 설사와 변비에도 효과가 있습니다.

작약감초탕 복용법

1회분을 단시럽으로 반죽하여 경단으로 만든 다음 즉시 물과
함께 복용합니다. 뜨거운 물 50mL 정도에 녹여도 복용하기 좋
습니다. 또는 "배가 아픈 데는 이 약이 효과가 있어요"라고 어린
이를 설득하여 한약 가루를 입에 털어 넣은 후 물로 삼키게 하
십시오. 위장염 복통에는 매우 잘 들어서, 다음부터도 복용해
줍니다.

변비①

빠른 첫 번째 선택

차가워져서 배가 당긴다

상기 처방이 안 될 경우

소건중탕은 뱃속을 따뜻하게 하고 대변을 부드럽게 하여 배변을 원활하게 합니다. 한약에 포함된 교이는 장내 세균의 먹이가 되어 장내 환경을 정돈해 줍니다. 따라서 알레르기 질환, 정신 질환에 효과적일 수도 있습니다. 즉 천식이나 아토피피부염의 체질 개선도 되고, 면역이 강해져 감기도 잘 걸리지 않습니다.

김엽중

허약아

호흡기

피부과

이비과

소화기

소아외과

정신병

비뇨기과

치질외과

사춘기

기타

 ## 小建中湯(소건중탕)

식사량이 적고, 편식하는 어린이의 변비에 사용합니다.

 ## 大建中湯(대건중탕)

외과 영역에서는 수술 후 장폐색 예방에 사용합니다.
배가 땡겨서 괴로워하는 변비에 사용합니다.

 ## 小建中湯(소건중탕)+
大建中湯(대건중탕) (=中建中湯중건중탕)

엑기스제에는 없지만, 소건중탕과 대건중탕의 2가지를 조합하면
중건중탕이라는 처방이 됩니다.

> 어른의 경우는 교이가 겹치므로, 계지가작약탕
> +대건중탕으로 처방합니다.

니미 마사노리

대건중탕 복용법

대건중탕은 장관혈류를 증가시켜 장관운동을 개선시켜 줍니
다. 산초와 생강이 들어있어서 톡 쏘는 생강맛이 납니다. 어른
들은 맛있게 느끼지만, 어린이들은 싫어하기도 합니다. 복용 방
법은 단시럽이나 코코아, 된장국에 넣으면 복용하기 쉬워집니
다. 코코아는 식이섬유가 많아서 변비에 더욱 효과적입니다.

변비②

어쨌든 한 번 대변을
내보내고 싶은 경우

상기 처방이 안 될 경우

상기 두 가지 처방으로
깔끔하지 않은 경우

한마디 메모

편식이나 배변 습관의 흐트러져 변비로 고생하는 어린이가 많습니다. 서양약을 사용하는 것이 불안하거나 효과가 없고 배가 아프다거나 할 경우 한약이 나올 차례입니다. 서양약인 마그네슘 산화물, 모닐락시럽 등과 함께 사용해도 괜찮습니다. 물론 식사지도, 생활지도도 매우 중요합니다. 우선은 쌓여있는 변을 외래에서 관장을 통해 내보내고 처방하고 있습니다.

김영중
허약아
호흡기
피부과
이비과
소화기
소아과
정신신경
비뇨기과
정형외과
사춘기
기타

桂枝加芍藥大黃湯
(계지가작약대황탕)

소건중탕에서 교이를 빼고 대황을 추가한 처방입니다.

大黃甘草湯(대황감초탕)

대황과 감초로 구성되어 있습니다. 대황은 대장을 자극하는 하제 성분을 함유하고 있습니다

小柴胡湯(소시호탕)

시호제에는 가볍게 습을 내리는 작용이 있습니다. 성인에서는 가미소요산 등도 이용되지만, 소아는 소시호탕입니다.

니미 마사노리

계지가작약대황탕 복용법

계지가작약대황탕은 써서 먹기 어렵지만, 단시럽으로 희석하면 맛이 좋아집니다. 대황감초탕은 내성이 나타나는 경우도 있으므로 주의가 필요합니다. 알약이 있으므로, 연장아의 변비는 한꺼번에 복용하는 방법으로 처방합니다.

항문 주위 농양

급성기

만성기

염증이 반복되는 경우

한약의 효과를 알기 전까지는 항문 주위의 농양 환자를 외과에 소개했지만, 이제 소아과에서도 충분히 치료할 수 있습니다. 또한 배농산급탕에 포함된 길경, 작약, 지실에는 진통작용도 있고 기저귀 교환 시 통증도 개선되므로 자녀가 울지 않게 됩니다. 급성기 염증이 좋아져도 완전히 치유되지 않을 때는 십전대보탕으로 전환합니다.

排膿散及湯(배농산급탕)

국소의 발적 종창이 강한 급성기는 배농산급탕이 더 효과적이지만. 역시 맛이 문제입니다. 4개월 미만이면 배농산급탕을 복용할 수 있지만, 조금 월령이 높아지면 복용하지 못할 수 있으므로 외래에서 복용을 시도해 보고 무리인 것 같으면 십전대보탕을 처방합니다.

十全大補湯(십전대보탕)

급성기 염증이 좋아져도 완전히 치유되지 않을 경우나 재발을 예방하기 위해 처방합니다.

小柴胡湯(소시호탕)

성인 치루 등은 시호제로 안정되기 때문에 염증을 제거하기 위해 소시호탕을 처방해 봅시다.

니미 마사노리

배농산급탕(122) 영아 복용법

페이스트 형태로 만들어 볼 점막에 문질러 즉시 모유 또는 우유를 먹입니다. 약간 단시럽으로 반죽해서 달콤하게 주어도 좋습니다. 항문 주위 농양은 보기에도 심하고, 아기도 울고 불쌍하기 때문에 엄마가 열심히, 어떻게든 복용할 수 있게 해줍니다. 역시, 한약을 복용할 수 있을지 없을지의 핵심은 어머니인 것 같습니다.

밤중에 자지 않고 운다

진찰실에서 얌전한 어린이

짜증이 많다 · 끼익끼익 소리

입이 짧다 · 편식

한마디 메모

밤에 우는 것은 서양약으로 효과적인 약은 없으며, "결국 치료될 것이니 경과를 봅시다"라고 말할 수밖에 없습니다. 저도 한약을 알기 전까지는 그랬습니다. 그러나 어머니에게 어린이가 밤에 우는 것은 괴로운 일입니다. 밤에 우는 것에 유효한 약이 있다는 것을 알게 된 것만으로, 어머니 자신의 마음이 편해지고, 그날부터 자녀가 밤에 우는 것도 줄어든 경우를 경험했습니다.

감염증
허약아
호흡기
피부과
이비과
소화기
소아외과
정신신경
비뇨기과
항문외과
사춘기
기타

甘麦大棗湯(감맥대조탕)

불안한 유형의 어린이에게 사용합니다.

抑肝散(억간산)

공격성이 강하고 짜증이 많은 어린이에게 사용합니다.
모자동복이라고 해서 엄마도 같이 마시면 더 효과적입니다.

抑肝散加陳皮半夏(억간산가진피반하)

억간산 유형으로, 위장 허약이 있을 경우 사용합니다.

감맥대조탕 복용법

계지가작약대황탕은 써서 먹기 어렵지만, 단시럽으로 희석하면 맛이 좋아집니다. 대황감초탕은 내성이 나타나는 경우도 있으므로 주의가 필요합니다. 암약이 있으므로, 연장아의 변비에는 단번에 복용하는 방법으로 처방합니다.

틱(Tic)

스트레스, 욕구 불만을 발산할 수 없다

긴장이 강하다

상기 처방이 안 될 경우

서양약으로는 효과적인 수단이 없습니다. 어머니가 신경질적인 경우가 많습니다. 어머니 본인의 이야기를 잘 듣는 것도 중요합니다. "아이의 틱이 신경 쓰여서 짜증나요"라는 엄마에게도 억간산을 처방하고 있습니다. 시호계지탕과 시호가용골모려탕은 알약이 있습니다.

抑肝散(억간산)

분노가 잘 풀리지 않는 유형으로 공격성이 강하고 짜증을 내는 어린이에게 사용합니다.

柴胡桂枝湯(시호계지탕)

어딘가 뻣뻣한 타입의 어린이에게 사용합니다. 진찰실에서 어깨에 힘이 들어가 있는 경우가 많습니다.

柴胡加竜骨牡蛎湯(시호가용골모려탕)

한밤중에 자는 유형, 두근거림이 강한 유형의 어린이에게 사용합니다. 용골은 고대 포유동물 화석, 모려는 굴의 껍질로 모두 정신 안정 작용이 있습니다.

억간산 복용법

단시럽, 코코아, 아이스크림과 함께 어린이가 좋아하는 햄버거, 카레, 옥수수 수프와도 잘 어울리며 요리와도 궁합이 잘 맞는 것 같습니다. 밤에 올면 저녁 반찬 중 하나에 섞어서 복용하십시오. 단 된장국에 섞으면 매우 짜게 되므로 주의하십시오.

111

발달장애

많이 움직인다 · 짜증으로
인해 화가 나기 쉽다

긴장이 강하다 · 손바닥에
땀이 난다

불안이 강하고
잘 운다 · 공포(패닉)

한마디 메모

발달장애 유병률은 5~6%로, 일상 외래에서도 어머니로부터
자주 상담을 받습니다.

나는 전문가가 아니기 때문에 확정 진단을 위해 전문 기관에
소개하고 있지만, 실제로 예약을 하고 진료는 3~6개월 후가 됩
니다. 그동안 다시 진단을 받고 나서 다른 좋은 방법이 없을까 하
고 상담을 받을 때 한약을 사용합니다.

김영중

허약아

호흡기

피부과

이비과

소화기

소아외과

정신신경

비뇨과

정형외과

사춘기

기타

抑肝散(억간산) or
抑肝散加陳皮半夏(억간산가진피반하)

진정 작용이 있습니다. 진피와 반하는 위장 기능을 개선하므로 입이 짧은 유형에는 억간산가진피반하를 사용합니다.

柴胡桂枝湯(시호계지탕) or
四逆散(사역산) or 小建中湯(소건중탕)

모두 작약+감초가 포함되어 있습니다. 이 한약은 어린이를 긴장에서 벗어나게 하는 작용을 합니다.

甘麦大棗湯(감맥대조탕)

구성 한약은 소맥, 대조, 감초이며, 모두 식품입니다. 하품을 자주하는 어린이에게도 유효합니다.

한마디 메모

　발달장애 아동은 맛에 대한 집착이 강하기 때문에 무언가에 섞지 않는 것이 좋을지도 모릅니다. 몸에 맞는 한약은 그냥 거부 없이 복용하는 경우가 많습니다.

두통

편두통

상기 처방으로
경쾌하지 않은 경우

근긴장성 두통

한마디 메모

두통을 호소하여 내원한 경우, 물론 다른 병은 없는지 서양의
학적으로 꼼꼼히 진찰해 볼 필요가 있습니다. 기질적 질환이 없
다면 한약 복용을 시도해 봅니다.

五苓散(오령산)

기압의 변화를 재빨리 알기 위해 '두통'이라는 기압 예보 어플이
있습니다. 기압 저하 전에 예방적으로 복용하면 효과적입니다.

吳茱萸湯(오수유탕)

매우 쓰므로 주의가 필요합니다.

柴胡桂枝湯(시호계지탕)

평소에 긴장하기 쉬운 어린이에게 사용합니다.
어깨를 만지면, 매우 뻐근합니다.

한마디 메모

최근에는 게임 등의 영향도 크고 근긴장성 두통을 가진 어린
이가 많이 보입니다. 물론 두통이 나을 때까지 게임은 자제하고
잠도 푹 자도록 지도하고 있습니다. 또한 기압의 변화에 따라 두
통을 호소하는 경우에는 오령산이 잘 듣습니다. 둘 다 알약이
있습니다. 진통제와의 병용도 가능합니다.

야뇨증

다뇨형으로 입이 마르다

방광형으로 냉증

비염이나 천식이 있는
알레르기 유형

긴장하여
스트레스가 있는 유형

　야뇨증 치료의 기본은 생활 개선에 힘쓰는 것입니다. 여전히 호전되지 않는 경우 항이뇨 호르몬과 같은 약물 및 알람 치료가 있습니다. 한약은 이러한 치료로 충분하지 않은 경우 처방됩니다.

白虎加人蔘湯(백호가인삼탕)

더위 때문에 물을 자주 마시는 어린이에게 사용합니다.

小建中湯(소건중탕)
or 苓姜朮甘湯(영강출감탕)

작약은 방광의 평활근을 가라앉히고 방광 용량을 증가시킵니다.
하반신이 냉한 경우는 영강출감탕입니다.

葛根湯加川芎辛夷(갈근탕가천궁신이)
or 五虎湯(오호탕)

코막힘이 호전되므로 수면의 질이 개선됩니다.

柴胡桂枝湯(시호계지탕)
or 抑肝散(억간산)

긴장과 짜증을 풀어주고 수면 리듬을 조절합니다.

한마디 메모

　수분이 충분하지 않은 상태에 한약을 복용할 경우 오히려 역효과가 납니다. 그 경우, 한약은 잠들기 전이나 저녁 식사 후가 아니라, 저녁 식사 전에 먹도록 시도하고 있습니다.

심인성 빈뇨

빠른 첫 번째 선택

상기 처방이 안 될 경우

**무언가에 홀린 듯이
화장실에 가는 경우**

한마디 메모

유치원 다니는 어린이로 갑자기 화장실에 자주 가므로 곤란하다는 상담을 자주 받습니다. 소변검사는 정상이며 빈뇨가 무언가에 집중할 경우 발생하지만, 수면 중에는 없습니다. 시간이 지나면 머지않아 나을 것이라고 경과 관찰하는 경우가 많습니다만, 빈뇨의 정도가 심하면 외출도 할 수 없게 되므로 한방으로 시도해 볼 가치가 있습니다.

柴胡桂枝湯(시호계지탕) or 小建中湯(소건중탕)

시호계지탕은 긴장이 강한 유형의 어린이에게 사용합니다.
소건중탕은 가냘프고 허약한 유형의 어린이에게 사용합니다.

抑肝散(억간산)

약간 급한 성격에 거부가 심한 어린이에게 그리고 빈뇨가 걱정되어 짜증이 나는 엄마에게 모자가 함께 복용하면 더욱 효과적입니다

甘麦大棗湯(감맥대조탕)

평소에는 매우 영리한 유형입니다.
급박증세를 가라앉힙니다.
키워드는 불안·울보·하품입니다.

한마디 메모

소건중탕이나 감맥대조탕은 매우 달고 복용하기 좋은 한약입니다. 복용할 수 없는 어린이에게 소건중탕과 감맥대조탕을 투여히여 한방에 익숙해지도록 하는 방법도 있습니다.

119

정형외과 질환

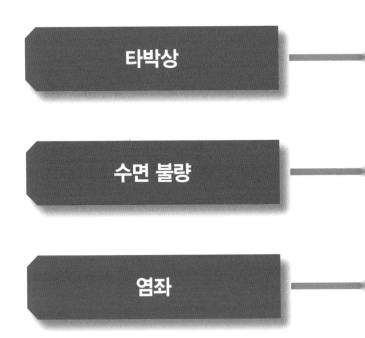

타박상

수면 불량

염좌

일전 미끄럼틀에서 떨어져 성형외과에서 코뼈 골절 진단을 받았습니다. 1주일 만에 나아지지 않는 경우도 수술이 필요하다고 해서 걱정이 되어 내원했습니다. 비근부의 종창이 현저하고 피하출혈이 있었습니다. 치타박일방 2.5g분 2(15kg)을 처방하였고. 3회 내복하니 종창이 현저하게 호전되어 수술도 불필요해졌습니다.

治打撲一方(치타박일방)

환부의 혈액 순환을 개선하여 부종과 통증을 완화합니다.

芍薬甘草湯(작약감초탕)
+ 葛根湯(갈근탕)

냉찜질이나 진통제와 함께 사용할 수 있습니다.
한약에 익숙하지 않는 경우 작약감초탕만이라도 괜찮습니다.

桂枝茯苓丸(계지복령환)

혈액의 흐름도 좋게 하고, 부종을 줄이는 작용이 있습니다.

치타박일방 복용법

코코아, 단시럽이 최고이고. 다음은 프티다논, 연유로도 복용하기 좋습니다. 단시럽을 사용하면 뒷맛에 카레 맛이 조금 납니다. 안에 들어있는 한약인 계피, 대황, 감초가 카레 향신료라서 그런 맛이 나는 것 같습니다. 그래서 카레와 섞어도 가능합니다.

성장통

빠른 첫 번째 선택

복통도 있다

발이 시리다

저녁이나 밤이 되면 다리 통증을 호소하며 울고 있어도 다음 날은 멀쩡합니다. 대개는 검사를 해도 이상이 발견되지 않고 '성장통' 진단을 받습니다. 몸이 아직 미숙한데 돌아다니며 피곤합니다. 알 수 없는 심인성 반응 등이 원인이라고도 하지만 확실하지 않습니다. 아플 때, 엄마가 문질러 주는 것이 제일이라고 생각합니다만, 한약이 유효한 경우도 있습니다.

김영종
허약아
호흡기
피부과
이비과
소화기
소아외과
정신과
비뇨기과
정형외과
사춘기
기타

 ## 柴胡桂枝湯(시호계지탕)

우선적으로 처방해도 좋습니다.

 ## 小建中湯(소건중탕)

입이 짧은 허약한 어린이에게 사용합니다.

 ## 桂枝加朮附湯(계지가출부탕)

부자라는 신체를 따뜻하게 하는 한약이 포함되어 있으므로 차가워지면 통증을 호소하는 어린이에게 사용합니다.

한마디 메모

냉증에 좋은 한약은 부자와 건강입니다. 서양약에는 몸을 따뜻하게 하는 약은 없습니다. 부자는 가스버너로 따뜻하게 데우는 최고의 뜨거운 약입니다. 건강은 전구로 뜨겁게 하는 느낌으로 기운을 북돋우며 데웁니다. 부자 함유 처방은 진무탕, 계지가출부탕이며, 건강 함유 처방은 대건중탕, 소청룡탕, 인삼탕, 영강출감탕, 황련탕, 반하사심탕, 반하백출천마탕입니다.

기립성 조절장애

어지럼증

쉽게 피곤하다

위장 허약, 두통

복통, 두통

기립성 조절장애는 서양약 단독이든 한약 단독이든 둘 다 병용해도 좀처럼 효과가 없는 경우가 많으며 생활 습관의 재검토, 심리적 상담 등도 병용하여 치료할 필요가 있습니다. 또한 서양약은 기립성 저혈압에 대한 대증요법이 됩니다만, 한약은 자녀의 체질에 따라 여러 종류 중에서 선택할 수도 있습니다. 물론 서양약과의 병용도 가능합니다.

강렬동
허약아
호흡기
피부과
이비과
소화기
소아외과
정신신경
비뇨기과
정형외과
사춘기
기타

苓桂朮甘湯(영계출감탕)

정신을 안정시키는 작용이 있는 한약이 포함되어 있습니다. 구성 한약은 4가지이고 비교적 즉효성이 있습니다.

補中益気湯(보중익기탕)

어쨌든 나른함을 호소하는 경우에 사용합니다.

半夏白朮天麻湯(반하백출천마탕)

위장을 건강하게 하는 한약이 많이 함유되어 있습니다.

小建中湯(소건중탕)
or 柴胡桂枝湯(시호계지탕)

진정 작용이 있습니다.

한마디 메모

맛으로 고르면 영계출감탕, 소건중탕, 시호계지탕은 복용하기 편합니다.

또한 기립성 조절장애가 잘 발생하는 나이의 경우 가루약을 싫어하는 경우가 있으므로, 우선은 시호계지탕이나 보중익기탕의 정제로 시작해도 괜찮습니다. 시작한 후 효과가 없을 때는 "가루약을 먹어요"라고 약속합니다.

사춘기의 생리통

건강하게 보이는 경우

여드름에 신경 쓰는 경우

다소 허약·냉증·부종

통증이 심할 경우는 단번에 복용한다

한마디 메모

중고생은 알약을 원하지만, 당귀작약산, 계지복령환은 알약이 있습니다. "여드름인 경우는 가루약밖에 없지만, 그게 더 효과가 있을 거야"라고 이야기하면, 예뻐지기 위한 생각을 가지게 되어 가루약이라도 복용하게 됩니다. 안중산은 캡슐이 있고 중학생은 어른량과 같은 1회 2캡슐입니다.

桂枝茯苓丸(계지복령환)

사춘기 생리통의 첫 번째 선택 처방입니다.

桂枝茯苓丸加薏苡仁 (계지복령환가의이인)

푸른 여드름에 효과적입니다. 참고로 흰 여드름은 당귀작약산, 붉은 여드름은 청상방풍탕입니다.

当帰芍薬散(당귀작약산)

얼굴이 창백하고 빈혈이 있는 경우에 사용합니다.

安中散(안중산) or 芍薬甘草湯(작약감초탕)

안중산은 위장약이지만, 위통이든 생리통이든 통증에 유효합니다. 작약감초탕은 근육통증에 전반적으로 효과적입니다.

한마디 메모

사춘기에 생리통을 호소하는 경우가 늘고 있어서, 대개 시중에서 파는 진통제를 복용하고 있습니다. 이런 경우, 꼭, 한약을 사용해 보시 잃겠습니까? 라고 어머니와 본인에게 제안합니다. 한약은 맛이 없다고 이야기됩니다만, '몸에 맞는 한약은 맛있어, 알약이나 캡슐도 있어, 보험약도 잘 들어'라고 이야기하고 처방하고 있습니다.

열사병 등

열사병 예방

오령산만으로 반응이 없는 경우

땀을 많이 흘리는 더위를 예방

한마디 메모

여름에 야외에서 스포츠를 즐기는 어린이에게 열사병 예방을 위해 한약을 처방합니다.

또, 운동 중 두통과 구토가 생기면 오령산을 추가로 복용할 수도 있습니다. 미리 오령산을 녹여 얼려서 가져가는 것이 효과적입니다. 햇볕에 타서 피부가 빨갛게 달아오를 때는 백호가인삼탕이 유효합니다.

五苓散(오령산)

신체의 수분 대사를 조절합니다.

五苓散(오령산) +
白虎加人蔘湯(백호가인삼탕)

몸이 뜨거워진 상태를 백호가인삼탕에 들어있는 석고와 지모가 몸을 식히고 인삼, 갱미, 감초가 수분 유지에 작용하여 개선합니다.

清暑益気湯(청서익기탕)

보중익기탕의 여름 버전입니다. 더위를 많이 타서 식욕부진, 설사가 있을 때 효과적입니다.

백호가인삼탕 복용법

백호가인삼탕은 다른 한약과 달리 소량의 물에 녹이면 낱알이 수분을 흡수하여 팽창합니다. 별로 쓰지 않기 때문에, 달콤한 재료와 무엇이는 어울립니다만, 시과주스를 추천합니다. 물론 코코아, 아이스크림도 괜찮습니다.

멀미

멀미

비행기의 이착륙 시의 귀통증

놀이기구를 타면 배가 아프다

오령산 복용법

최근에는 2세 정도의 아기라도 멀미가 있습니다. 시판되는 멀미약은 3세부터지만 한약은 3세 미만도 괜찮고 졸음이 없다는 것이 가장 큰 장점입니다. 차에 타기 전에는 많이 먹지 않는 것이 좋으므로 오령산 1회분을 단시럽에 반죽하여 경단으로 만들고 입에 넣고 물을 마십니다. 기분이 나빠지면, 더 추가로 복용할 수도 있습니다.

五苓散(오령산)

차를 타기 30분 전에 복용합니다. 서양약과의 병용도 좋습니다.

五苓散(오령산)

이착륙 시 30분 전에 복용합니다. 오령산으로 이관의 부종이 급속히 사라지기 때문일 수도 있습니다. 성인의 경우는 한 번에 2포 마시는 편이 효과적입니다.

小建中湯(소건중탕)

긴장과 통증을 완화시키는 작용이 있습니다.

맹활약하는 오령산

소아는 체내에 수분 함량이 많아서 쉽게 수분의 균형이 깨집니다. 오령산이 맹활약하는 증상은 ①급성위장염, ②두통, ③멀미, ④비행기 이착륙 시 두통, ⑤어지럼증, ⑥열사병 예방, ⑦숙취, ⑧뇌부종 치료 등입니다. 자녀가 실수로 알코올을 마셨을 때의 대처법으로 오령산을 복용할 수도 있습니다.

어린이 여행 세트

갑작스러운 발열

구토·설사, 멀미

어쩐지 상태가 나쁘다

복통·딸꾹질

한마디 메모

　부모님께서 자주 "여행 시에, 가져갈 약을 주세요"라고 희망하십니다. 서양약이라면 해열제, 정장제, 기침약, 콧물약 정도입니다. 그러나 한약은 그것보다 더 만능이고 더 효과적입니다. 다만 서양약보다 부피가 큰 것이 단점입니다

麻黄湯(마황탕)

어쨌든 열이 나면 바로 사용합니다.

五苓散(오령산)

속이 울렁거리고 몸이 안 좋을 때 한꺼번에 복용합니다.

柴胡桂枝湯(시호계지탕)

열, 구토, 설사 등 주요 증상은 가라앉았지만 개운치 않는 경우 사용합니다.

芍藥甘草湯(작약감초탕)

갑작스러운 복통이나 딸꾹질이 멈추지 않을 때 한꺼번에 복용합니다. 작약+감초 두 가지 한약으로 이루어진다. 매우 즉각적인 효과가 있습니다.

한마디 메모

작약이 근육의 긴장을 풀고 통증을 완화시킵니다. 감초는 갑작스러운 증상을 완화시켜줍니다 위장, 담낭, 요로, 자궁은 평활근이므로 복통, 담석발작, 요로결석통증, 생리통에 효과가 있습니다. 팔다리 등 골격근의 통증에도 효과가 있고 쥐가 나는 경우도 효과가 있습니다. 횡격막도 근육이므로 횡격막 경련으로 일어나는 딸꾹질에도 유효합니다.

처방이 생각나지 않는다

유아와 영아

연장아

모두

여러 가지 호소가 있어 무엇을 처방할지 난감하거나 또, 한겨울 소아과 외래는 매우 바쁘고 천천히 생각하지 못할 때가 있습니다. 그럴 때, 영유아라면 소건중탕, 연장아라면 시호계지탕을 사용합니다.

감염증
허약아
호흡기
피부과
이비과
소화기
소아외과
항진경
비뇨기과
집형외과
사춘기
기타

 ## 小建中湯(소건중탕)

위장 기능을 개선해 봅시다.

 ## 柴胡桂枝湯(시호계지탕)

긴장을 풀어 봅시다.
우선, 1주일간 처방하고, 다음에 내원하실 때까지 천천히 생각해
봅니다.

 ## 五苓散(오령산)

수분의 균형을 맞춰 봅시다.

한마디 메모

소건중탕은 소아의 성약(聖藥)이라고 하며 위장을 튼튼하게
함으로써 여러 가지 증상을 경쾌하게 해줍니다. 또 연장아가 되
면 이번에는 여러 가지 스트레스가 증가하여 자율신경의 균형
이 깨지기 쉽습니다. 그런 경우, 시호계지탕은 교감신경의 긴장
을 풀고 편안하게 해줍니다. 또한 항염증 작용도 있으므로 급성
감염증이나 쉬운 감염에도 효과적입니다.

IV장

소아과를 전문으로
하지 않는
의사들을 위해

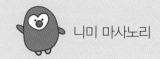 니미 마사노리

소아과를 전문으로 하지 않는 의사를 위한 3대 처방

급성기의 발열

허약한 어린이 복통

기타 호소하는 증상

한마디 메모

우리 딸을 위한 상비약은 이 세 가지입니다. 스터디그룹이나 강연회에서도 이 세 가지 처방을 우선 권하고 있습니다. 마황탕 대신 마황을 함유한 마황제 갈근탕도 괜찮습니다. 허약한 어린이를 제외하고 기본적으로 마황을 복용할 수 있습니다. 즉 실증입니다. 그러므로, 마황탕이 급성 발열성 질환의 첫 번째 선택이 됩니다.

麻黄湯(마황탕)

딸이 유치원에서 초등학교 사이 38도 가까운 열이 수십 번이나 났지만, 마황탕을 복용하고 등원(교)을 못한 경우는 겨우 이틀이었습니다. 마황탕이 없을 때는 오령산으로 대응 가능합니다.

小建中湯(소건중탕)

허약한 어린이 특효약입니다. 언제나 허약하지 않아도 가능합니다. 왠지 모르게 오늘은 속이 좋지 않고, 우물쭈물하는 경우 소건중탕을 사용하고 있습니다.

五苓散(오령산)

기본적으로 어린이의 모든 급성 증상에 오령산으로 대응 가능하다고 생각합니다.
두통, 멀미, 설사, 복통, 어지러움, 메스꺼움 등에 효과적입니다

한마디 메모

마츠다 쿠니오 선생은 소건중탕과 오령산의 두 가지 처방으로 충분하다고 말씀하십니다. 급성 발열성 질환에도 계피를 포함한 오령산으로 대응 가능합니다. 소건중탕은 계지가작약탕에 교이를 첨가한 것으로 어린이가 복용하기 좋습니다. 어린이는 플라시보 효과가 탁월하다고 생각합니다. "이것을 마시면 확실히 편해질 거예요"라고 말하고, 처방하고 있습니다.

어린이 보는 비결
—니미 마사노리로부터의 메시지

종합 진료 의사

자, 지금부터는 소아과 의사가 아닌 제가 아이를 볼 때의 지혜를 좀 보여드리겠습니다.

한약을 사용하게 되면 여러 환자에게 병의 상담을 받게 됩니다. 그리고 여러 가지 공부를 시작하면 자연스럽게 종합진료의처럼 됩니다. 그것은 지금 환자들에게 진행되는 치료가 서양의학적으로 일반적이고 타당한지 여부를 알기 위한 지혜가 됩니다. 타당한 치료가 충분히 이루어지고 있음에도 불구하고, 현대 서양의학으로도 호전되지 않을 때는 한방 치료의 차례입니다.

반면에, 합리적인 서양의학적 치료가 이루어지지 않는 경우 스스로 그 타당한 서양의학적 치료를 하거나 그런 치료를 해주는 시설을 소개하게 됩니다. 한방은 서양의학의 보완의료로 적절한 서양의학적 검사, 진단 그리고 치료가 이루어지고 있는 것이 대전제이기 때문입니다. 따라서 종합진료에 대한 지식은 필요합니다만 제가 완전 초진으로 어린이를 진료하는 일은 거의 없습니다. 이른바 '지뢰'(목숨에 지장이 있는 잘못된 판단)를 밟는 것은 기본적으로 불가능합니다.

기분이 좋고, 턱이 가슴에 닿으면 걱정없다

그런데 처음에 급성기의 병든 아이를 저에게 데려오는 경우가 있습니다. 그런 경우 우선 주의하는 것이 아이의 기분입니다. 기분이 좋다면, 약간 고열이라도 문제없습니다. 항상 관심 있는

TV나 그림책을 평소처럼 보고 있으면 괜찮다는 기분으로 판단합니다. 항상 마음에 드는 게임 등을 평소처럼 즐긴다면 걱정하지 않아도 됩니다.

"기분이 나빠지면, 한밤중이든, 휴일이든, 소아과 선생께 진찰을 받으세요!"하고 다짐하고 있습니다.

기분 이외에 또 하나 턱이 가슴에 닿는지도 확인하고 있습니다. 수막염의 항부 경직성을 쉽게 진단할 수 있는 방법입니다. 즉, 기분이 좋고, 턱이 가슴에 닿으면 걱정없다는 것입니다. 소아과학 교과서에 이런 내용이 서술되어 있기 때문에 사용하고 있습니다.

또한 의료에는 예외가 있습니다. 복통, 구토, 혈변으로 장중첩증을 의심하는 것은 당연합니다. 하지만 혈변이 없는 장중첩증도 드물지 않습니다. 무엇보다 기분이 중요합니다. '●●가 없어서 ○○가 아니다'라는 사고는 위험합니다. 예외가 있기 때문입니다. 어쨌든 아이가 축 늘어지면 요주의입니다.

기분이 좋아서 소아과 전문의의 진찰이 현재 상태가 필요하지 않다고 생각될 경우, 다양한 증상의 아이에게 점점 더 한약을 처방하고 있습니다.

위험의 사인 '죽음의 신호'

저의 취미 중 하나는 여러 선생의 외래 견학입니다. 물론 진단이나 치료도 공부가 되겠지만요. 저는 그 선생님이 풍기는 아우라를 배우는 것을 좋아합니다. 대화의 방법, 목소리의 크기, 복장, 화제, 내용 등이 모두 공부가 됩니다. 또 진료실의 분위기도 각각 개성이 있고 공부가 됩니다.

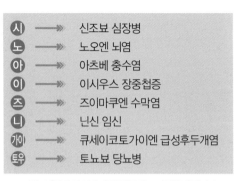

시	➡	신조보 심장병
노	➡	노오엔 뇌염
아	➡	아츠베 충수염
이	➡	이시우스 장중첩증
즈	➡	즈이마쿠엔 수막염
니	➡	닌신 임신
가이	➡	큐세이코토가이엔 급성후두개염
토우	➡	토뇨보 당뇨병

그림-2 "죽음의 신호에 해당"이라고 기억하면 됩니다

대학교수를 하셨던 유명한 선생의 외래에 견학을 갔을 때의 이야기입니다.

"보시다시피, 90%의 환자들은 클리닉에 오지 않아도 되는 아이들입니다. 하지만 어머니를 위해 진찰하고 있는 것입니다. 그리고 약도 드립니다. 기본적으로 세 살까지는 약이 필요없다고 대학에서 강의를 해왔지만, 지금은 처방하고 있습니다. 중요한 것은 나쁜 것을 찾는 것입니다."

"죽음의 신호에 해당하지 않는다면, 그리고 세 살 이하의 약물이 필요하지 않습니다. 한방 치료로 증상의 경과를 봐도 되겠습니까?"라고 물었더니, '그래도 상관없다'라는 대답을 받았습니다(그림2).

어린이 처방 양에 대한 의견(저의 경우)

어머니에게 설명하기 위해 가슴을 펴고 자신 있게 합니다. 중학생 이상은 어른과 같은 양, 초등학생은 1/2, 유치원생은 1/3, 그보다 어린아이는 1/4로 처방하고 있습니다. 이 정도가 적당하고 좋다고 생각합니다. 일본 한약의 양은 한국의 1/3, 중국의 1/10이라고도 합니다. 대황이 많으면 설사를 합니다. 마황이 많으면 교감신경 자극작용이 강해집니다. 부자는 초오의 독을 감소시킨 것입니다. 그 이외의 한약은 적절하고 괜찮습니다.

복용하게 하는 방법에 대한 과거의 대답

전에 스터디그룹에서 자주 질문을 받았습니다. "어린이를 먹일 방법에 대해 궁리가 있나요?"

저는 '특별히 없어요'라고 대답했습니다.

저의 외래에는 다른 병원이나 클리닉에서 낫지 않는 분이 훨씬 더 찾아 내원하십니다. 그러니까 "한약은 조금 맛이 없지만, 낫기 위해서니까 먹어야지!"라고 말하면, 대부분의 어린이는 복용해 주었습니다.

만약, 먹을 수 없다는 대답이 돌아왔을 때는 "어린이의 증상은 그 정도이며, 정말 곤란하면, 어떤 약이든 먹어줄 거예요. 정말 곤란하다면, 복용하기 어려운 한방이라도 드실 마음이 생기면 언제든지 방문해 주십시오" 하고 정중히 거절했습니다.

하지만 소아과를 전문으로 하는 선생님은 먹기 힘든 한약을 처방한 것은 클리닉의 체면과 평판에 문제라고 생각합니다. 따라서 이 책에 나와 있는 바와 같은 복용 방법에 대한 궁리가 필요합니다. 제가 마침내 알게 된 경지입니다.

딸에게서 배운 것

마츠다 쿠니오 선생께서 가르쳐 주신지 10년 이상 지났습니다. 딸의 나이와, 마츠다 선생과의 인연은 비슷합니다. 딸은 돌이 되기 전부터 한약을 복용하고 있습니다. 그리고 딸은 한약을 먹으면 건강해진다는 것을 체감으로 알고 있습니다. 그러니까 한약 엑기스제를 가루 채로 먹여도 전혀 불평하지 않습니다. 어린이에게 한약을 먹이는 가장 좋은 방법은 되도록이면 일찍부터 한약을 시도하여 친숙하게 하는 것이 좋다고 생각합니다.

꿀을 첨가하면 효과도 맛도 순하게 된다

이 책은 다양한 재료를 혼합하여 복용하기 쉽게 제안합니다. 옛날 고전에서 한 가지 흥미로운 이야기를 소개합니다.

니노미야 토테이는 요시마스 토도의 딸과 결혼했습니다. 젊은 날의 토테이는 교토의 폰토쵸에 살고 있었습니다. 옆집에 미인이고 똑똑한 딸이 있었습니다. 기량은 좋은데 목소리가 좋지 않다고 어머니가 한탄하고 있었습니다. 그래서 토테이는 진찰하고 감수반하탕을 처방했습니다. 그날 밤, 그 처녀는 괴로워하다가 죽고 말았습니다. 토테이는 수십 일간 오사카에 피신하고, 그리고 토도에 보고했습니다. 요시마스 토도는 감수반하탕에 꿀을 첨가했는지 물었습니다. 토테이는 첨가하지 않았습니다.

그래서 요시마스 토도는 "그 딸의 죽음은 참으로 가엾다"라고 말했다고 합니다. 감수는 극약으로 그 독성을 줄이기 위해 꿀을 첨가하기로 되어 있다고 합니다. 오츠카 게이세츠 선생은 꿀을 첨가하면 독약은 극약이 되고 극약은 보통 약이 된다고 설명했다고 합니다.

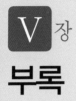

V 장

부록

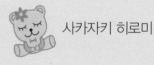

사카자키 히로미

	갈근탕	갈근탕가천궁신이	시호계지탕	반하사심탕	오령산	소청룡탕	마황탕
꿀	○	○	○	×	○	△	○
마루츠 엑기스	○	○	△	×	○	△	○
단시럽	○	△	◎	△	◎	○	◎
바닐라 아이스크림	○	×	△	△	○	○	◎
초코렛 아이스크림	◎	○	○	○	○	○	◎
쿠키 아이스크림	◎	◎	○	○	○	◎	◎
요구르트(액체)	△	△	△	×	△	△	○
프티다논(과일요거트)	○	○	○	△	○	○	○
연유	○	○	◎	△	○	○	○
코코아	◎	◎	◎	○	○	○	◎
사과주스	○	△	◎	×	○	○	◎
칼피스(음료)	○	△	◎	×	○	×	△

◎복용 가능! 추천   ○일반적으로 복용 가능

월비가출탕	맥문동탕	십전대보탕	억간산	감맥대조탕	오호탕	소건중탕	대건중탕	신이청폐탕	소신호탕가길경석고	배농산급탕
○	○	○	○	○	○	○	○	△	○	△
○	◎	○	○	○	○	○	○	○	○	△
◎	◎	○	◎	◎	◎	◎	◎	△	◎	△
○	○	○	△	○	○	○	◎	○	○	×
○	○	○	◎	○	○	◎	○	○	○	×
○	○	○	◎	◎	◎	◎	◎	○	◎	○
○	○	○	△	○	△	○	○	×	△	×
○	◎	◎	○	◎	◎	◎	◎	△	○	△
○	◎	◎	○	○	△	○	○	△	○	△
◎	◎	○	○	○	◎	○	◎	○	◎	○
○	○	△	○	◎	△	○	△	○	○	×
○	○	△	△	○	○	○	○	△	○	×

△드물게 복용 가능　×불가능

소아과 빈용 한약 맛보기 도표

	갈근탕	갈근탕가천궁신이	시호계지탕	반하사심탕	오령산	소청룡탕	마황탕
사과잼	○	△	○	△	○	◎	○
딸기잼	○	△	○	△	○	△	○
카레	△	○	○	△	○	△	◎
마요네즈	△	◎	◎	×	○	○	◎
된장국	◎	×	△	×	○	△	○
다코야키 소스	◎	◎	◎	△	○	○	○

◎복용 가능! 추천   ○일반적으로 복용 가능

월비가출탕	맥문동탕	십전대보탕	억간산	감맥대조탕	오호탕	소건중탕	대건중탕	신이청폐탕	소신호탕가길경석고	배농산급탕
○	◎	○	○	○	◎	◎	◎	○	○	△
○	△	○	○	○	△	○	○	○	○	×
○	○	○	◎	○	○	△	◎	○	○	×
○	○	○	◎	○	○	○	◎	○	○	△
○	◎	◎	△	○	△	◎	◎	×	○	×
○	◎	○	◎	○	○	◎	◎	○	○	△

△드물게 복용 가능　×불가능

부록　음식 알레르기

　식품위생법(일본)은 표시 의무 또는 권장해야 할 알레르기 물질 27개를 규정하고 있습니다. 그러나 처방에는 해당하는 한약이 배합되어 있어도 표시 의무는 없습니다. 한약을 복용하여 알레르기를 일으키는 경우는 드물지만, 처방하는 의사는 알아 두는 편이 좋다고 생각합니다(표4).

표-4 알레르기에 주의가 필요한 한약재

음식	한약	처방
밀가루	小麥(소맥)	감맥대조탕
참깨	胡麻(호마)	소풍산 자운고 (연고)
쌀	膠飴(교이)	황기건중탕 소건중탕 대건중탕
멥쌀	粳米(갱미)	맥문동탕 백호가인삼탕
복숭아	桃仁(도인)	계지복령환 윤장탕 등
마	山藥(산약)	육미환 계비탕 팔미지황환 등
토란	半夏(반하)	시호계지탕 반하사심탕 등
젤라틴	阿膠(아교)	온경탕 저령탕 등
시나몬	桂皮(계피)	갈근탕 계지탕 소청룡탕 마황탕 소건중탕 등
굴	牡蛎(모려)	안중산 시호가용골모려탕 계지가용골모려탕
우유	乳糖(유당)	부형제로써 다수의 엑기스제에 포함됨

緒方千秋：漢方薬の服薬指導 (医療の現場から). ファルマシア 44 (2)：127–129,
2008 一部改変

한방과의 만남
——나중에 오히려

제가 한방약과 만난 것은 7년 전입니다. 그때까지 한약 따위는 효과가 있을리도 없고, 어린이가 먹을리도 없다는 편견을 가지고 있었습니다. 어쨌든 어려운 한자와 영문을 알 수 없는 용어들로 가득차 있었고, 뭔가 수상하고 접근하기 어려웠습니다.

그런데 개업한 지 4년째에 우연한 계기로 소아한방 강연회에 참가하게 되었고, 그곳에서 문화충격을 받았습니다. 강사 선생이 어려운 말을 쓰지 않고 알기 쉽게 설명해 주셔서, 이거라면 저도 금방 쓸 수 있을 것 같았습니다. 서양약에 없는 '따뜻하게' '윤기 있게' 해주는 약이 있다는 것도 놀라웠습니다.

실제로 진료를 하다가 서양약만으로 막힌 환자도 많아서, 어떻게든 해주고 싶고, 한약이라면 어떻게든 되지 않을까 생각했습니다.

먼저 스스로 시도

처음에는 먼저 제가 직접 마셔봤습니다. 졸려서 항히스타민제를 전혀 먹지 못했는데, 소청룡탕이 너무 즉각적이어서 "정말 효과가 있구나"라고 실감했습니다. 다음은 가족에게 처방해 보았습니다. 병원 의사로 격무에 시달리는 남편에게 보중익기탕을 자주 편도염을 일으키는 딸에게는 소시호탕가길경석고를 처방했습니다. 아무튼 여기저기 강연회에 참석해서, 여러 가지 책을 읽었습니다. 또한 소아한방간화회나 소아동양의학회에도 참가하여 그곳에서 많은 선생과 만나 많은 것을 배웠습니다.

처음 한 걸음, 어쨌든 해 보자

처음에는 환자에게 처방할 때는 "한약을 처방하면 싫어할까? 이상한 선생님이라고 생각하지 않을까?" 겁에 질려서 좀처럼 처방할 수 없었습니다.

그럴 때 복통을 호소하는 5세 여자 어린이에게 소건중탕를 처방했더니 다음에 내원했을 때 "시나몬 약 좀 주세요. 저거 맛있어요. 배도 아프지 않아요"라고 이야기했습니다. 한약이 효과가 나면 서양약이 효과가 있었을 때보다 훨씬 더 기쁘게 느껴집니다. 또 고(故) 히로세 시게유키 선생님으로부터 "어쨌든 처방하는 것이 중요합니다. 선생님이 처방하면 효과가 있을 겁니다"라는 말씀을 듣고 점점 처방 건수가 늘어갔습니다. 그리고 쓰고 먹기 힘든 한약을 어떻게든 복용시켰으면 좋겠다는 생각을 하게 되었습니다.

그러던 중 일본외래소아과학회에서 주최한 소아에게 한약을 먹이는 법 워크숍에 참가하여 모리 란코 선생께 소아 복약지도의 깊이와 즐거움을 배웠습니다. 실제로 스스로도 먹어보면, 맛을 잘 알 수 있기 때문에 자녀에게 복약지도할 때 자신 있게 설명할 수 있습니다. 그리고 나서 여러 가지 시도를 했고, 스태프들과도 시행착오를 겪었고, 복약지도를 열심히 하게 되었습니다. 그러자 어린이들의 복약률도 오르고 한방을 좋아하는 엄마나 어린이가 늘어나게 되어 더욱 한약을 사용하는 것이 좋아지게 되었습니다.

우선 서양의학적 진단을 우선으로

  자녀를 진찰할 때는 어떤 때나 서양의학적인 눈으로 제대로 진단하는 것이 가장 중요합니다. 한방 일변도가 되어서는 안 됩니다. 그러니까 제가 한약을 처방하는 것은 ①서양약에 막혔을 때, ②서양약에 치료법이 없을 때입니다. 매우 소극적이기도 하지만, 매일의 진료 중에 이러한 경우는 매우 많고 한약은 서양의학의 보완적인 치료법으로써 매우 효과적인 수단이라는 것을 알고 있습니다. 지금으로서는, 20년간이나 서양약만으로 진료했다고 생각합니다.

  동양의학 기본이념에 '심신일여'라는 말이 있습니다. 마음과 몸은 서로에게 강하게 영향을 주고, 마음이 건강하지 않으면, 몸은 건강해지지 않습니다. 서양의학 일변도일 때는 몸만 보던 것으로 생각합니다. 한약을 알고 나서, 어린이의 마음은 물론 전체 모습이 가령 뭐가 좋아? 어떤 유치원에 다니고 있어? 배우는 것은 무엇을 하고 있니? 아빠와 엄마는 어떤 사람이고, 이 어린이를 어떻게 보고 있나요? 등, 질병과는 직접적으로 관계없는 것까지 신경 쓰게 되었습니다. 한약을 알고 나서 진료의 폭이 넓어져 매일 환자를 보는 것이 매우 즐겁습니다. 한약을 만나서 정말 행복합니다. 마지막으로, 책을 쓸 수 있는 훌륭한 기회를 주신 니미 마사노리(新見正則) 선생님, 신흥의학출판사 하야시 미네코(林峰子) 대표님, 나카타 요시미(中方欣美) 님께 깊이 감사드립니다.

사가자키 히로미

역자 후기

플로차트 한약 치료 시리즈는 한방 치료를 일본의 의사 선생께 체계적으로 소개하는 유명한 서적 중 하나로 시리즈가 인기 있게 판매되고 있습니다. 이것은 니미 마사노리 선생의 새로운 시도로 한방 치료의 저변 확대에 큰 도움이 되었고 한국에서도 번역본이 출판될 정도로 유명한 책이 되었습니다. 이런 흐름 속에서 진료 분야에 따른 특별판의 요구가 나오기 시작하였고 어린이에 대한 한약 치료에 경험이 많은 사카자키 히로미 선생이 합류하여 《플로차트 어린이 한약》이 출판되었습니다.

사카자키 선생은 소아과 전문의로서 한약을 복용하기 어려운 어린이에게 새로운 시도를 하고 기존 한방 치료를 어린이에게 맞게 적용하려고 노력하셨습니다. 번뜩이는 아이디어와 함께 실용적이고 효과적인 한약 복용 방법에 대한 노하우가 결집되어 있는 보기 드문 특별한 책입니다. 두 선생의 협업이 완벽하게 이루어진 책으로 출판을 위해 노력한 노고에 경의와 감사를 드립니다.

2019년 도쿄에서 개최된 일본동양의학회 학술대회에 참가 중에 우연히 들른 서적 판매대에서 이 책을 처음 접하게 되었고 한방소아과 교수로서 관심이 생겨 한 권을 구입하여 한국으로 돌아왔습니다. 이후 내용을 접하고 난 후 한국어로 번역하면 어떨까 하는 생각을 하였으나 이후 코로나가 창궐하며 국제 교류는 중단 상태에 이르게 되었습니다. 4년이 지나 2023년 후쿠오카에서 개최된 일본동양의학회 학술대회에 참가하여 다시 찾은 서적 판매대에서 두 분의 저자를 처음 뵐 수 있었고 한국어로 번역하여 출판하고 싶다는 저의 의견에 두 저자분이 동의해 주셔서 이 번역본이 출간되게 되었습니다.

지금도 그 당시 기쁨의 마음이 남아 있습니다만 일본어를 제대로 공부하지 못해 번역 과정이 원만히 진행되지 못해 괴로웠던 기억도 애증으로 남아 있습니다.

일본에서도 전통적인 한방이론보다 질환명이나 증후명으로 처방하는 방식에 대한 거부감이 있었던 것이 사실이고 한국에서도 논란의 여지가 있으리라 생각됩니다. 하지만 책의 내용을 찬찬히 읽어 가게 되면 두 저자의 환자에 대한 배려심과 동양의학에 대한 열정을 느낄 수 있으며 한방이론이 면면히 담겨있고 경험에 근거한 반짝이는 아이디어와 실재 현장에서의 활용이 가능한 내용에 매력을 느낄 것으로 생각됩니다.

니미 마사노리 선생이 언급한 두 가지를 강조하고 싶습니다

첫째 '한약 엑기스는 인스턴트커피와 같고 탕약은 자가조제 드립커피와 같다'라는 내용처럼 한국에서는 탕약이 어린이의 건강을 위해 더 많이 사용되므로 이 책이 탕약을 사용하는 다양한 힌트로 사용되기를 바라며 아울러 가루약을 포함한 다양한 제형의 한약이 지금보다 더 활성화되기를 바랍니다. 둘째 소아과를 전공하지 않는 의사 선생께 전하는 메시지를 참고해 보면 한국에서도 어린이의 진료를 다소 힘들어하는 분위기를 해소하고 다양하게 한약을 처방하는 환경이 이루어지기를 바랍니다.

사카자키 히로미 선생님이 언급한 '심신일여(心身一如)'에 대해 강조하고 싶습니다.

몸과 마음이 하나라는 의미의 불교 용어이지만 한의학에서 육체와 정신이 하나라는 '형신합일(刑神合一)'이라는 내용과 동일합니다. 소아과 진료에서 어린이의 눈높이에 맞추어 마음을 보살피는 시간이 꼭 필요하고 양육을 담당하는 부모의 마음을 헤아리고 적극적인 조력자로 만들어 내는 시간도 꼭 필요하다는 것을 명심해 주십시오.

두 저자분과의 만남을 자연스럽게 이끌어주신 고(故) 히로세 시게유키 선생의 따님인 이즈미 키모토 선생에게 감사드립니다. 번역 작업에 도와주신 경희대학교 한방소아과 이선행 교수, 강동경희대병원 한방소아과 방미란 교수께도 감사드립니다. 강동경희대병원 한방소아과 바쁘신 와중에도 이 책의 편집과 출판의 전 과정을 무난하게 이끌어주시고 맡아주신 청홍 최봉규 대표께 감사드립니다. 마지막으로 가정보다 직장에 집중하는 가장을 항상 응원하고 지지해 준 아내와 딸과 아들에게 감사의 말을 전합니다.

강동경희대학교 한방병원 연구동 4층

장규태

색인

참고문헌

사카자키 히로미(坂崎弘美) ···

1) 秋葉哲生：活用自在の処方解説. ライフサイエンス, 2010

2) 礒濱洋一郎：漢方薬の作用機序－五苓散の作用 とアクアポリン. 小児科診療77：995－999, 2014

3) 今中政支：スギ花粉症に対する漢方薬併用療法の臨床効果. 日東医誌. vol.60 No6 611－616, 2009

4) 岩間正文：夜尿症. 小児科診療 73：423－425, 2009

5) 緒方千秋：漢方薬の服薬指導(医療の現場から). ファルマシア44(2)：127－129, 2008

6) 川嶋浩一郎 ：発達障害児のこころを踏まえた症状の理解と薬物治療における漢方薬の位置付け. 小児疾患の身近な漢方治療13. p50－62, メジカルビュー社, 2015

7) 黒木春郎：小児科漢方16の処方. 中外医学社, 2013

8) 佐守友仁：アレルギー体質. 小児科診療 73：414－418, 2010

9) 高山宏世：漢方常用処方解説. 三考塾叢刊, 2007

10) 武井克己：服薬の工夫. 小児科診療 77：1005－1009, 2014

11) 異浩一郎：漢方治療のてびき. 協和企画, 2006

12) 寺澤捷年：症例から学ぶ和漢診療学. 医学書院, 1998

13) 新見正則：西洋医がすすめる漢方. 新潮社, 2010

14) 新見正則：フローチャート漢方薬治療. 新興医学出版社, 2011

15) 新見正則：3秒でわかる漢方ルール. 新興医学出版社, 2014

16) 日本小児東洋医学会 ： 小児漢方治療の手引き. 日本小児医事出版社, 2014

17) 針ケ谷哲也：小児服用量と服薬指導－問題のある, あるいは誤った使いかたと 副作用. 小児科診療 73：367－370, 2010

18) 広瀬滋之：ドクター広瀬の0歳児からの漢方相談室. 光雲社, 2000

19) 広瀬滋之：小児科疾患漢方治療マニュアル. 現代出版プランニング, 2006

20) 広瀬滋之：小児科領域と漢方医学. (TSUMURA Medical Today http://www.wound－treatment.jp/new－data/2012－0809－1.pdfよりdown load 可)

21) 森 蘭子：服用に関する工夫. 小児外科43, 828−831, 2011

22) 森 蘭子：五苓散. 小児科診療77：1077−1081, 2014

23) 八木 実 ：小児外科漢方の成果・方向. 小児疾患の身近な漢方治療11. P25−31, メジカルビュー社, 2013

24) 山口英明：小児の漢方薬概説. 外来小児科15：305−312, 2012

25) 山口英明：小児科漢方基本処方. ライフサイエンス, 2013

26) 吉田正已：五苓散坐薬の効果. 小児東洋医学会誌 19：13−17, 2003

니미 마사노리(新見正則) ....

1) 青木 玲ほか訳 ：小児科へ行く前に－子どもの症状の見分け方. ジャパンマシニスト社, 2000

2) 新見正則：西洋医がすすめる漢方. 新潮社, 2010

3) 新見正則：本当に明日から使える漢方薬. 新興医学出版社, 2010

4) 新見正則：簡単モダン・カンポウ. 新興医学出版社, 2011

5) 新見正則：鉄則モダン・カンポウ. 新興医学出版社, 2012

6) 松田邦夫・新見正則：西洋医を志す君たちに贈る漢方講義. 新興医学出版社, 2012

7) 新見正則：症例モダン・カンポウ. 新興医学出版社, 2012

8) 新見正則：フローチャート漢方薬治療2. 新興医学出版社, 2014

9) 新見正則 ： 患者さんのためのフローチャート漢方薬. 新興医学出版社, 2015

10) 新見正則：実践 3秒ルール128漢方処方分析. 新興医学出版社, 2016

11) 新見正則：iPhone アプリ「フローチャート漢方薬治療」

플로차트 FlowChart 어린이 한약 小兒韓藥

깜작할 사이 맛있게 한약을 복용하게 하는 법

2024년 1월 19일 1판1쇄 발행

지은이   사카자키 히로미 | 니미 마사노리
옮긴이   장규태

발행인   최봉규
발행처   청홍(지상사)
출판등록   1999년 1월 27일 제2017−000074호

주소   서울 용산구 효창원로64길 6(효창동) 일진빌딩 2층
우편번호   04317
전화번호   02)3453−6111 팩시밀리   02)3452−1440
홈페이지   www.cheonghong.com
이메일   c0583@naver.com

한국어판 출판권 ⓒ 청홍(지상사), 2024
ISBN   979−11−91136−21−0 03510

*잘못 만들어진 책은 구입처에서 교환해 드리며, 책값은 뒤표지에 있습니다.